鹽水洗頭的生髮革命

塩シャンプーで髪が増えた！

不用花大錢做療程、不需依賴用藥，用極簡生髮術——鹽水洗頭，用力長頭髮！

拯救掉髮、頭髮稀疏，打造健康頭皮

渡邊新 著

衛宮紘 譯

體驗者的心聲 大公開！

用鹽水洗頭生髮增髮！

介紹體驗鹽水洗頭的強大育髮力
證言與實際照片！

渡邊 新（1973年生）

本書的作者。自高中時期就為寬廣的額頭、頭髮稀疏苦惱，嘗試過各種生髮方式，最後從鹽水洗澡得到靈感，發現鹽水洗頭這個方法，重新取回頭皮與毛髮的健康。自己覺得一定要和大家分享這份爽快感！

2015年2月

頭頂掉髮愈來愈嚴重，心裡已經打算放棄的時候。

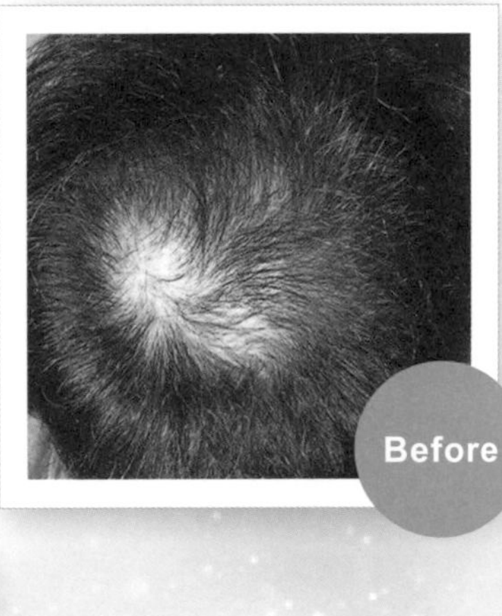

Before

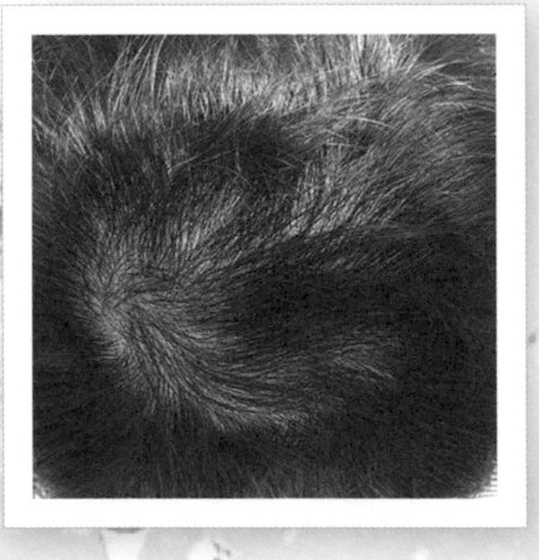

2015年6月

似乎有變多？周遭人都反應：「咦？」我自己也感到難以置信。

2015年10月

頭頂的「空洞」完全填滿，確信鹽水洗頭的效果！

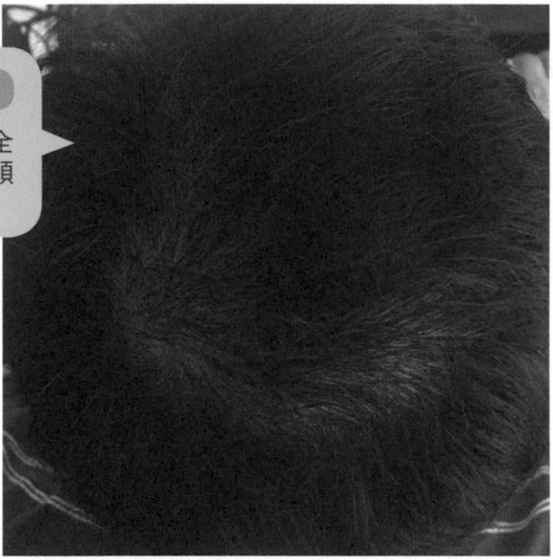

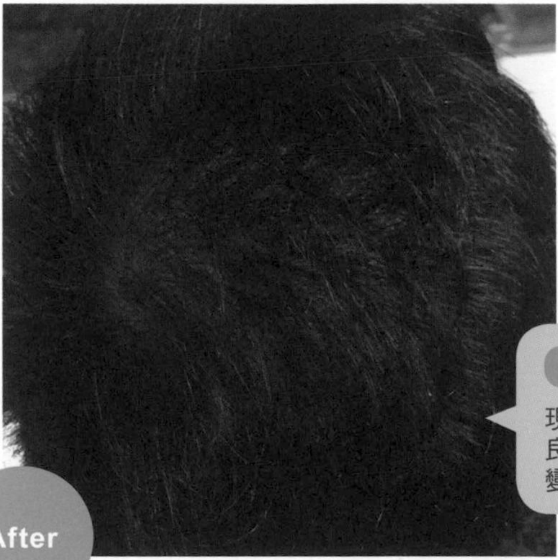

2018年5月

現在就像這樣，狀況良好，感覺頭髮本身變健康。

After

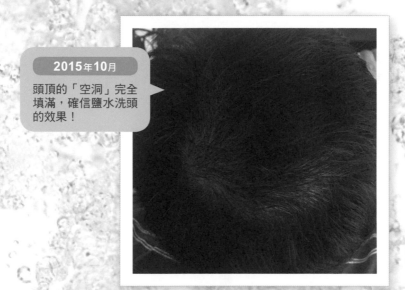

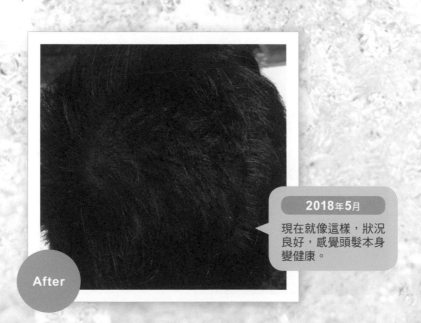

佐藤 亮治（1979年生）

年過30歲，掉髮量突然增加，頭皮愈來愈明顯。原本想說死馬當活馬醫，自己卻被鹽水洗頭的效果嚇到。現在每天對著鏡子看頭頂沾沾自喜，真的是意料之外。

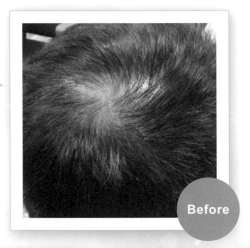

2017年3月

開始鹽水洗頭前，頭髮已經變得相當稀疏。

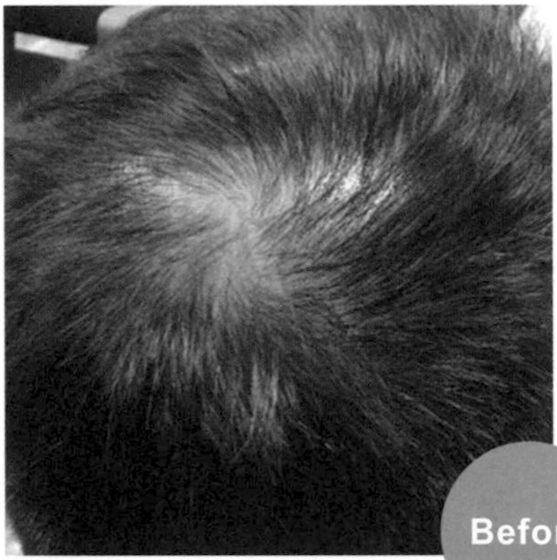

Before

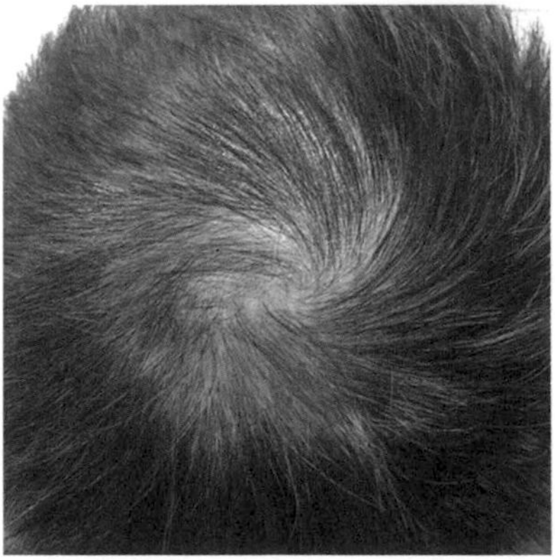

2017年6月

對生長出來的頭髮感到驚訝，頭皮漸漸變得不油膩。

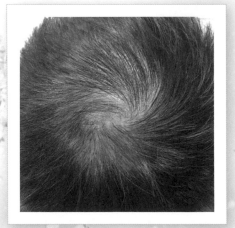

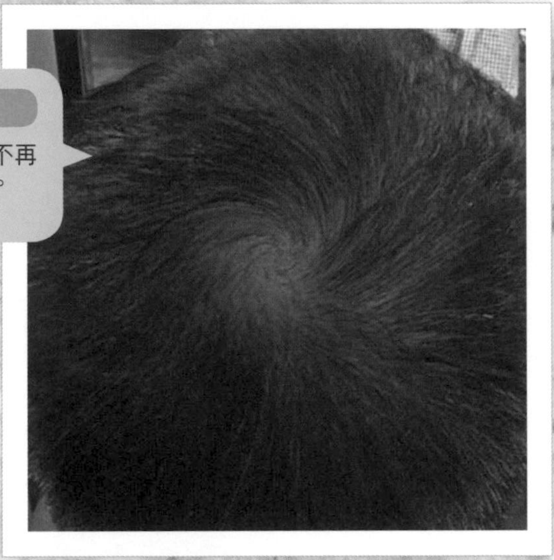

2017年8月

頭髮愈長愈多，不再需要擔心頭頂了。

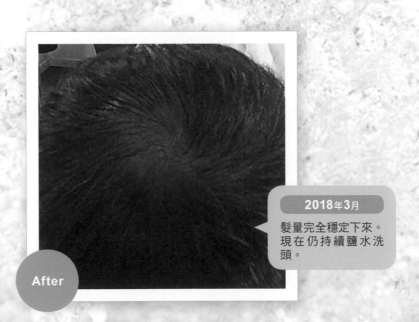

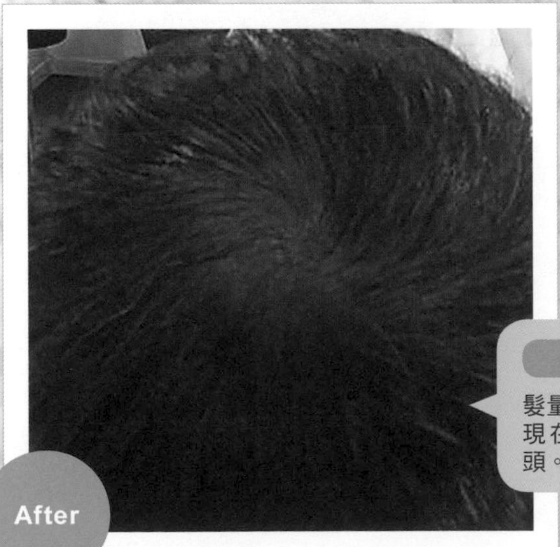

2018年3月

髮量完全穩定下來。現在仍持續鹽水洗頭。

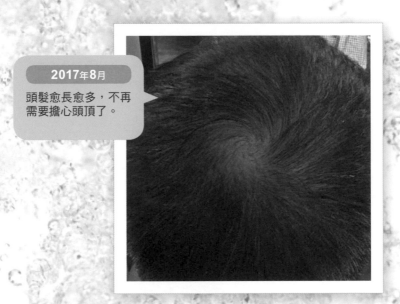

齊藤 佳苗（1983年3月生）

之前能夠看到頭皮，但開始鹽水洗頭半年左右就恢復茂密的髮量。完全改成鹽水洗頭需要相當大的勇氣，如今我已變得再也無法回頭用一般的合成洗髮精了。

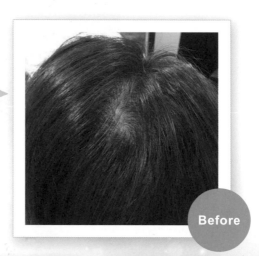

2017年10月

注意到頭頂毛髮變得稀薄，開始煩惱該怎麼辦。

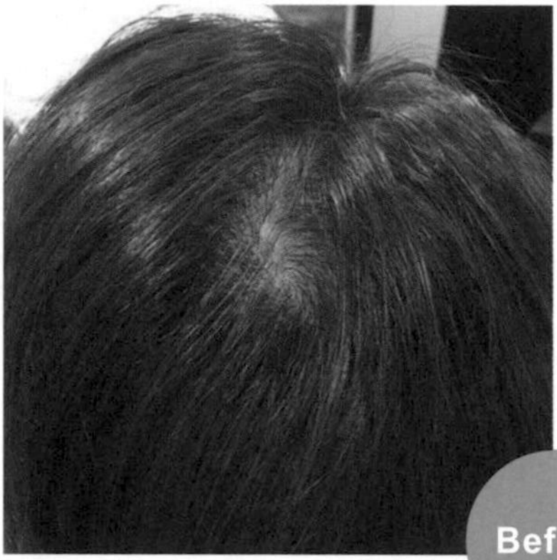

Before

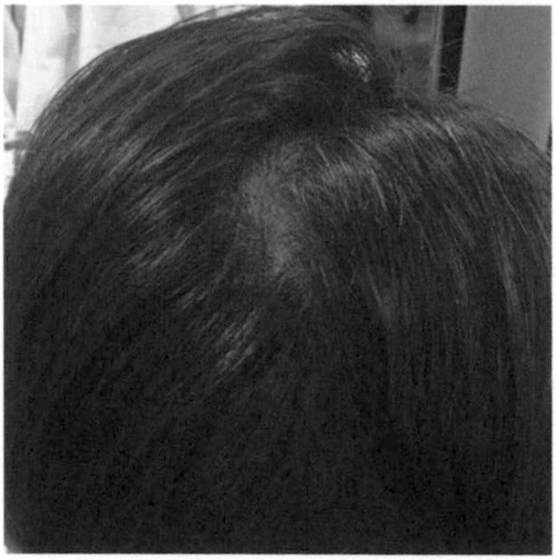

2018年1月

完全改成鹽水洗頭，逐漸確信真的有效果。

2018年4月

像是要填補之前掉髮的地方，頭髮開始生長出來。

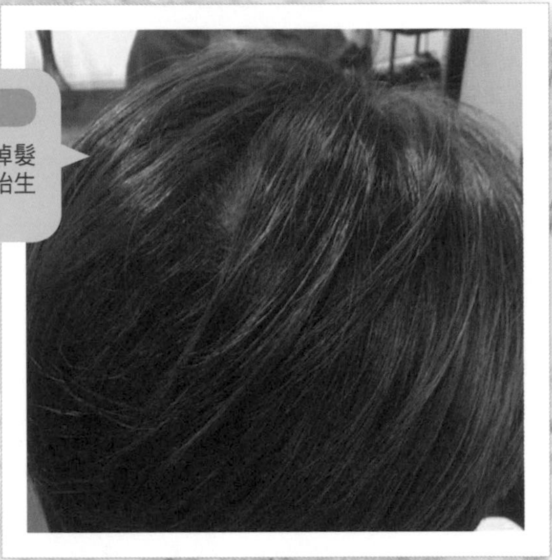

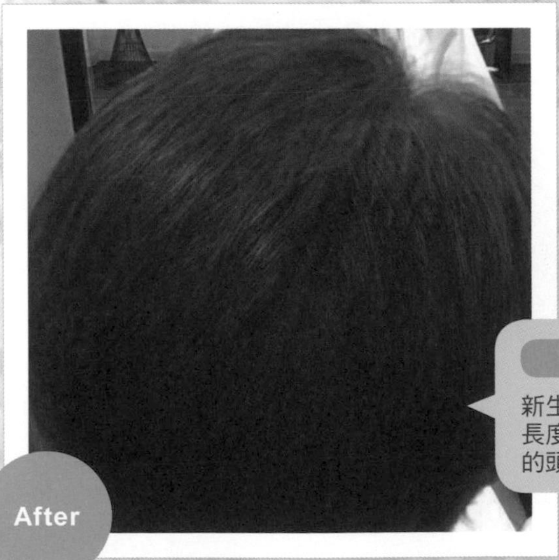

2018年7月

新生頭髮愈來愈長，長度逐漸變得跟周圍的頭髮一樣。

After

山田 義人（1984年生）

過去沒有特別在意自己的頭髮稀疏，但髮際線突然不斷提高。嘗試的各種藥劑、育髮方式都沒有明確的效果，正當感到失望的時候，聽聞了鹽水洗頭。原本還想怎麼可能……但效果真的讓我嚇到了。

2017年11月

髮際線提高非常多，只能改變髮型來掩蓋。

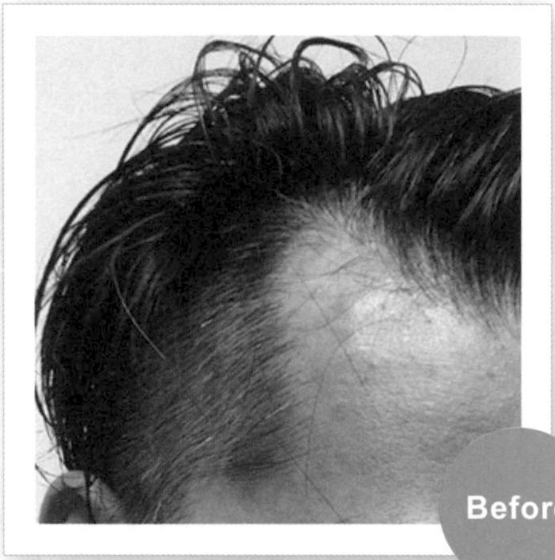

Before

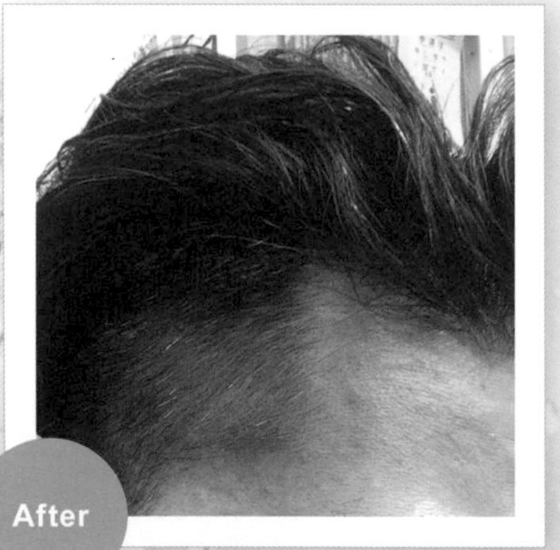

After

2018年5月

一開始長出的頭髮像胎毛，後來逐漸變粗，這才讓我安心下來。

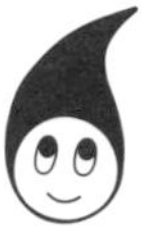

復甦頭髮的法則
——鹽水洗頭 5 則

1. 石化合成洗髮精是髮量減少的敵人！

2. 開始鹽水洗頭到頭髮復甦需要數個月的時間。

3. 注意不要傷及頭皮，溫柔仔細地按摩。

4. 第一個月是最大的難關——用梳子緩和頭皮屑、黏膩發癢等問題。

5. 在意味道的人可噴灑玫瑰純露；頭髮分叉、毛躁可用檸檬酸改善。

目錄

第2章 鹽是最棒的天然洗髮精～關於鹽的育髮力～

第4章 鹽水洗頭Q&A

前言

我的工作是髮型設計師，也就是Hair stylist，每天都會面對各式各樣的頭髮。

許多人都為頭髮稀疏感到困擾，真的是非常多人。然後，大家都會向我傾訴煩惱，每個人的煩惱不太一樣，卻又都相當嚴重。

有人一空閒下來就會頻繁照鏡子，有人每天都要量測髮際線的高度，也有人因此排斥鞠躬，以免露出頭頂，還有人會自嘲自己可以最先察覺下雨。

頭髮的問題並非僅限於男性，現在也有不少女性為頭髮苦惱。

大家都做了各種努力，除了一般的生髮劑之外，挑選各種洗髮精、嘗試藥劑、飲食療法、頭皮按摩等等，最後還有人決定接受植髮手術、戴上假髮。
世上充斥著各種生髮方式，當然並不是所有的方法都沒有效果，但總是讓人難以堅持下去。
我與幾位顧客、可信賴的朋友，一起檢視至今出現的各種生髮、育髮方式，最後終於找到以「鹽」為基礎的方法。

鹽水洗頭可以增加頭髮。

沒錯，就是那個隨處可見的天然「鹽」。
鹽水洗頭？
這麼一說，「咦？」大家都一臉驚訝。
鹽要怎麼增加頭髮？
大家肯定會有這樣的疑問。
但是，真的增加了。

鹽驚人的「育髮力」，請務必翻閱前面的彩頁見證。

用鹽增加頭髮是怎麼一回事？

到底該怎麼做頭髮才會增加？

要用哪種鹽比較好？

自從發現鹽的「育髮力」，我集結許多同樣為頭髮稀疏所苦惱的人，賭上一切努力研究鹽水洗頭、開發最佳配方，**最後成功讓許多人的頭髮增加。**

這邊再重申一次。

鹽水洗頭可以增加頭髮！

用鹽清洗頭髮？

許多人肯定會感到疑惑吧。

鹽能夠洗掉髒污嗎？

鹽不會損傷頭髮嗎？

不會產生奇怪的味道嗎？

諸如此類。

不過，這些都不需要擔心。就我們來看，**使用天然素材的鹽水洗頭，是一種比什麼都還要安全、有效果的生髮方式。**

該怎麼用鹽來洗頭髮？

鹽又有海鹽、岩鹽等好多種類，該選用哪種鹽比較好？

我們集結了家人、朋友、有志之士，進行了各種嘗試，發現鹽水洗頭是有訣竅的。而且，不是隨便一種鹽都行，不同種類的鹽會有不一樣的「效果」。

經過長年反覆研究與實驗，最後終於看見了成果，現在我們能夠確信，**鹽水洗頭對頭髮真的有加分的效果。**

本書將會說明**怎麼用鹽水洗頭來增加頭髮**，討論**為什麼這樣能夠增加頭髮**，然後**完全公開我們最終找到的鹽水洗頭法**。

本書是向大家傳達這些事情的一本書。

我們想要幫助大家增加頭髮！
傳達這份感動！
如果你想增加頭髮，絕對不能錯過本書《鹽水洗頭的生髮革命》。

CareSalt代表人
渡邊 新

前言

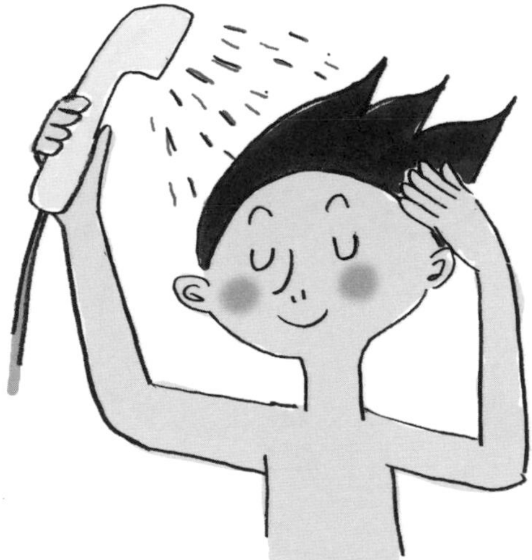

第1章

「鹽」擁有的驚奇功效

~我的實際體驗~

堅持三十年與頭髮奮戰

為什麼鹽對生髮有效？為什麼會知道這件事情？

對於這兩個疑問的回覆，我認為分享自己的親身經歷，各位會比較容易理解。

我是如何邂逅鹽水洗頭的呢？

其實，我從年輕的時候就開始擔心自己的頭髮。

自懂事以來，父親的頭髮早已稀疏，甚至出現明顯禿頭的部分。

我小的時候額頭就很寬廣，心想日後肯定會步入父親的後塵吧。但即便如此，自己仍舊不想（像父親一樣）禿頭，持續了各種努力。

購買了各式各樣的生髮劑嘗試。

頭皮按摩也沒有少做，為了促進血液循環，還曾經不斷拿專用的梳子敲打頭部。

所有聽說有助於生髮的食物，我都會儘量多吃。

還曾經煎煮生長於山上、據說對身體有益的藥草，塗抹於頭部。

現在回想起來，那時頭頂天天都會塗上形形色色的東西。

後來選擇髮型設計師這項工作，其中一個理由就是，從年輕時便非常關心頭髮。

然而，這些努力都成為徒勞，三十歲以後，我的額頭愈發寬廣，頭頂的毛髮也逐漸明顯變得稀薄。

內心感到害怕的我，又拚命地進一步嘗試各式各樣的方法。

重新審視生活習慣。

想說壓力對頭髮不好，於是調整自己的工作、人際關係。

當然，每天使用生髮產品、頭皮按摩、梳子敲打的次數也增加了。

然而，即便如此，掉髮還是沒有停止，最後只好選擇依賴藥劑。雖然剛開始有一定的效果，但不曉得為什麼後來也逐漸失去效用。

這也許是體質的關係吧，又或是頭髮的生長能力有其界限吧，自己已經進入半放棄的境界。

我有許多四十歲以上的顧客，也大多有掉髮的困擾，額頭、頭頂毛髮明顯變少，漸漸有人換成髮量減少也看不太出來的髮型，或者乾脆戴上時髦的假髮。

突然襲來的身體不適

就在這個時候。

跟頭髮沒有關係，我的身體狀況突然出現異常。

日常生活感到身體疲倦，卻沒辦法消除倦怠感。白天突然感到強烈嗜睡，晚上卻完全睡不著。明明沒有吃很多、喝很多酒，身體和臉卻逐漸變得臃腫，不到數個月的時間，身體就胖了一圈，簡直像另外一個人似的。

身體裡有如開了許多細小的孔洞，比以前更容易感到發冷，自己覺得今年的冬天異常的寒冷。然後，時不時就罹患感冒，吃壞肚子的情形也增加。

最令人困擾是，腦部一直昏昏沉沉的，記憶力、專注力明顯低落。我因為這樣的狀態，變得無法全力投入工作。

雖然這麼說有點自誇，但過去的我工作迅速，對記憶力也有自信。可是，現在卻突然微燒不退，腦袋總是有一股奇妙的朦朧感。

比如在開會、聚餐的時候，我沒辦法記得剛才一分鐘前出現的名字。然後，原本就已經稀少的頭髮，也以驚人的速度不斷掉髮。這真的讓我感到恐懼。

這怎麼想都不太對勁。

我前往醫院進行血液檢查。

雖然數值跟以前相比多少有些變化，但考量到年齡增加的因素，並沒有什麼異常的地方，當然也沒有檢查出病名。

後來又找了其他家醫院，進行相當精密的檢查，但在數值上都沒有發現奇怪的地方，身體不適可能是年老、壓力造成的吧。

不過，這樣並沒有解決問題。

頭髮還是掉不停。

這讓我非常困擾。

再這樣下去，我最後會變得如何呢？

除了自己之外，我還有家人需要照顧。

像這樣，每天處於擔心身體與未來的恐慌中，壓力又會對頭髮帶來惡性循環吧。

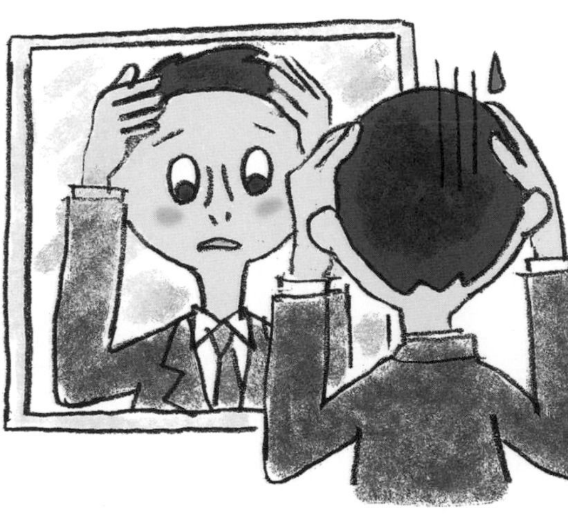

與「鹽浴」的相遇

可能是因為壓力的關係，再加上身體不適的影響，那個時期我的頭髮狀況真的非常糟糕。

頭髮整體變得纖細、軟塌又脆弱。

髮根感覺有點鬆脫，好像沒有確實連接在頭皮上。

髮根本身變細，頭髮像是勉強從毛孔中生長出來。頭髮感覺有點從頭皮飄起來，這樣說會比較容易理解吧。

我發現頭皮分泌的皮脂有些過多，於是開始用洗髮精仔細洗頭。

然而，不管怎麼洗都沒有獲得改善。

剛洗完頭確實覺得清爽，但頭皮又會馬上增加皮脂的分泌，即便晚上洗頭，隔天白天又會變得油膩膩的。

感到困擾的我只好改成白天也洗頭，但這果然只是時好時壞，來回兜圈子而已，身體不適與毛髮、頭皮的狀態，完全沒有改善的跡象。

正當我全身上上下下都是問題的時候，某位朋友跟我分享了「鹽浴」。

做法聽起來非常單純。

首先，選購某種天然的鹽。

捏取一小撮鹽，沾取熱水直接塗抹於身體上。

或者將鹽溶解於熱水中，塗抹全身。

浴缸開啟自動加熱模式時不能使用（鹽會損傷浴缸），但可加入燒好的熱水中來泡澡。

做法非常簡單。

我之前就有聽過鹽浴。

不過，這種單純的東西真的對身體有好處嗎？

儘管內心抱有疑問，但還是抱著死馬當活馬醫的心情開始嘗試。

結果，效果令我大為驚奇。

我的身體狀況明顯開始好轉。

當時的我真的不知道如何是好，不但開始服用各種健康食品，也改變餐點菜色、替換飲用水，為了身體的健康，逐漸大幅度改變日常習慣。

因此，身體的恢復可能不僅只是鹽浴的關係吧。

不過，泡完鹽浴後，肌膚變得光滑細嫩，感覺身體的表面變得輕盈，這些的確是鹽的功勞，真的讓人非常舒暢。

然後，我的身體還出現了另一個現象，這個肯定是鹽的功效。

意料之外的副作用

說來有點不好意思，隨著身體狀況好轉，全身的體毛竟慢慢變得濃密。

在這之前，我的手臂、小腿幾乎沒有體毛。

高中時期曾經長過，但後來隨著頭髮稀疏，全身的體毛也跟著減少。

該不會掉光頭髮，身體上的體毛也會消失？我猜測自己可能是失去全身長毛的能力。

不過，失去頭髮會讓人感到困擾，但失去體毛卻不會有太大的影響。因此，對於體毛減少的現象，我並沒有特別在意。

然而……

我開始用鹽塗抹身體，進行鹽浴後，手臂、小腿、手背逐漸開始長出體毛。

與其說是體毛變得濃密，不如說是原有的體毛明顯變得粗壯。

這到底是怎麼一回事呢？
為什麼會變成這樣呢？
我對自己的身體變化感到驚訝，並開始慢慢思考前因後果。
該不會鹽能夠養育體毛？
那不就表示鹽對生髮也有幫助？
我開始戰戰兢兢地將鹽塗抹於頭髮上。

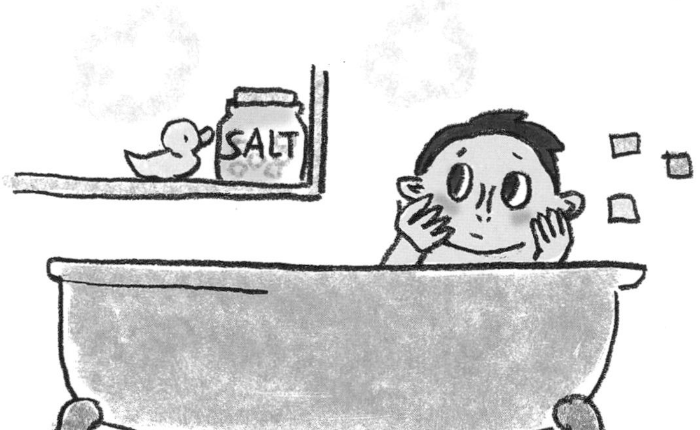

盲點在於洗髮精

同時，我也開始學習洗髮與頭髮變少之間的關係。

我重新檢視自己在用的洗髮精。

過去，我真的嘗試了各式各樣的洗髮精。

標榜自然的洗髮精。

肥皂成分的洗髮精。

添加胺基酸的洗髮精。

直接標明生髮的洗髮精。

在賣場的貨架上，排列著各種不同的洗髮精。

從高中時期就擔心頭髮稀疏的我，買了很多感覺有生髮效果的洗髮精，使用後觀察頭髮、髮根的情況。

當然，情況會因當下的身體狀況而異，但我發現使用不同的洗髮精，頭髮會有不一樣的變化。

然而，如同前述，頭髮還是愈來愈稀疏。

到底是什麼原因造成頭髮稀疏呢？

我當時還是相信洗頭一定要用洗髮精。

「阻塞毛孔的皮脂會阻礙頭髮成長，我們必須用洗髮精仔細洗淨頭皮」——這是「常識」。

在知道用鹽洗頭的現在，我開始懷疑依賴洗髮精這個「常識」可能是一個盲點。

結果，洗髮精正是自己沒有注意到的盲點。

經過各種調查後發現，至少**合成洗髮精對頭髮沒有益處。**

不如說，合成洗髮精是使頭髮稀疏的原因之一。

其中的理由會在後面詳述。自從戒除一般洗髮精，改用鹽水洗頭，我的頭皮實際體會到其中的變化。

現在，我從懷疑已經轉為確信。

當然，將頭皮、毛孔洗乾淨是很重要的事情。

但是，**洗得「太過」乾淨也不行。**

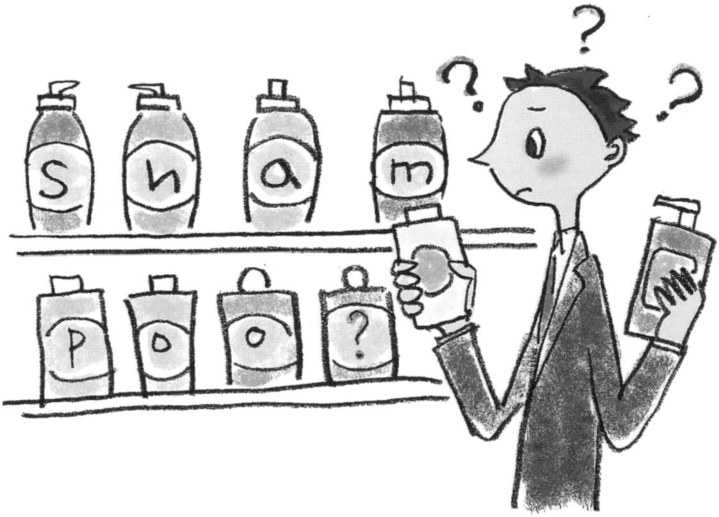

開始鹽水洗頭

我決定讓頭髮進行鹽浴。

那麼，該怎麼洗比較好呢？

我用手舀起熱水、溶入鹽巴，接著溫和地擦洗頭皮。

頭髮本身先用熱水淋濕，再把鹽放到頭上，待鹽溶解，以手梳頭的方式按摩頭皮。

這樣做會發生什麼事呢？

首先，頭皮可能**會不斷冒出黏黏滑滑的皮脂。**

說來不好意思，還有一些特殊的味道。

其實，用鹽洗身體時同樣也會冒出皮脂，身體變得黏滑帶有味道。

因此，我之前就猜想到洗頭也會有相同的情況，但皮脂的分泌量相差很多。

沒想到我的頭是如此油膩。老實說，我有點受到打擊。

感到畏縮的我，一瞬間萌生換回普通的洗髮精徹底洗乾淨的念頭。然而，這是需要忍耐的時刻，回想用鹽清洗身體後的爽快感，我為自己打氣：「不要輸給洗髮精的誘惑！」最後僅用熱水沖洗頭髮。

沖洗一次沒辦法消去黏滑感，只好再沖第二次、第三次，好不容易才沖洗到沒有皮脂的不快感，回到普通的感覺。

然後，洗完澡，**整個頭部感覺清爽許多。**

當然，雖然接近鹽浴後身體的感覺，但不曉得是頭髮有重量，還是毛孔比較多的關係，產生非常通風的舒暢感。整個頭部、毛孔好像都在呼吸，讓我感到非常驚訝。

鹽水洗頭後會是這樣的感覺啊？真的非常舒服。

但是，如果隔天頭髮散發不愉快的味道怎麼辦？

萬一頭髮的髒污沒有洗掉，工作中被說頭髮不乾淨怎麼辦？萬一頭皮屑滿天飛怎麼辦？

回想洗澡時出現的大量油脂。

雖然有些擔心，但結果這些問題都只是杞人憂天。

相反地，我的頭髮出現驚人的變化。

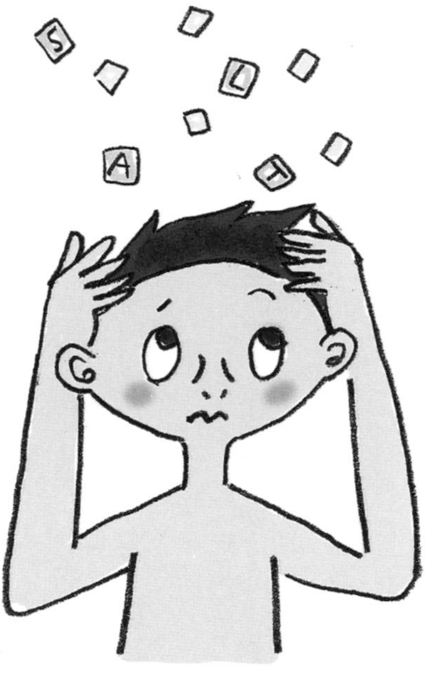

頭髮變得比較彈韌

改用鹽水洗頭之後，真的僅經過數天而已。

指尖、手指、手掌觸摸頭髮的感覺不太一樣了，手指確實能夠感受到頭髮的存在。

因為沒有使用洗髮精、護髮乳，有可能只是單純頭髮變硬。

我自己也不認為這麼快就會出現效果。

然而，頭髮不管怎麼摸，都比以前還要明顯。而且，頭髮也確實接在頭皮上，感覺頭皮與髮根緊密連結在一起。

過去十幾年，我從未有過這樣的感覺。

這是怎麼回事？

工作的時候，我照著鏡子仔細檢視自己的毛髮與頭皮。

果然，髮量（看起來）增加了。

雖然毛髮數量本身並沒有比較多，但**每一根頭髮變得彈韌，存在感增加的關係**，讓頭髮看起來比較多。

這讓我深切感受到，頭髮的強度、彈韌度，對於給人的「髮量」印象，造成多麼大的影響。

仔細檢視頭皮與毛孔，果然毛髮看起來比以前更緊密地從毛孔中生長出來。毛孔緊緻，好像緊抓毛髮不放一樣，這樣說會比較容易理解吧。

感覺即便拉扯頭髮，也不會輕易被扯下來。

而且，頭髮能夠「站起來」，以前都是軟趴趴地貼在頭皮上，現在卻像是從毛孔中挺立起來。

頭髮本身變得強固，而且強而有力地站著。即便毛髮還沒有增加，光是這樣就能讓髮量看起來多很多。

這真是令人高興。

此時，我開始想，該不會鹽水洗頭真的有效果吧。

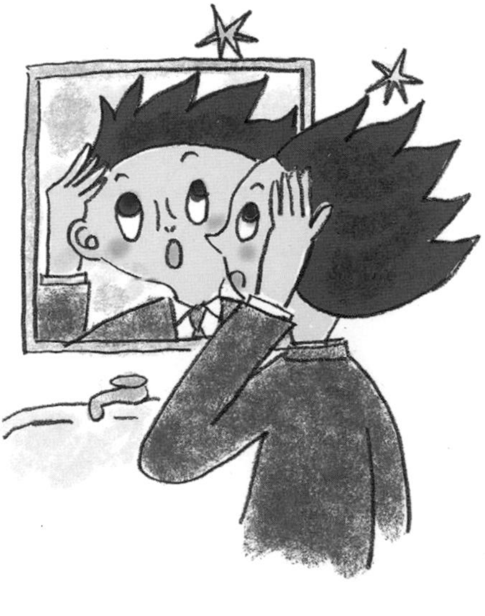

為什麼玩衝浪的人不會禿頭？

我從年輕時就一直覺得很奇怪，玩衝浪的朋友怎麼都沒有頭髮稀疏的問題。這到底是為什麼呢？在帶有強烈紫外線的陽光下衝浪，真的對頭髮這麼有效果？

但是，照射強烈紫外線對頭髮不好，這幾乎算是常識了。實際上，高熱、紫外線會造成「頭髮燙傷」。我曾經看過衝浪者當中，有人頭髮褪色泛紅，還有人頭髮毛躁，這些應該都是紫外線的影響吧。

然而，明明如此，衝浪者卻沒有人頭髮稀疏……。該不會海水中的天然鹽分，其實對頭髮非常好吧？

後來，這個疑問成為我確信鹽水洗頭對頭髮有益的契機。

最近，日本開始流行用海水護膚，浸泡乾淨的海水來改善肌膚的發炎症狀。異位性皮膚炎常用海鹽治療。我也聽到許多海水對脂漏性皮膚炎有效的案例。脂漏性皮膚炎是造成掉髮的原因之一。這些療效來自海水中的天然鹽分。

美容界也關注海水中的礦物質成分，尤其是富含礦物質成分的深層海水，化妝水等許多暢銷品都有添加深層海水。

此外，將身體浸泡海水、海泥、海藻的海洋療法（Thalasso Therapy）或稱海洋治療（Thalasso Treatments）有著長久的歷史，日本自古也有流傳「潮垢離」的民俗活動，藉由把神像抬到海邊，沐浴海水來洗去汙濁，淨化神像。

看來，至少海水中的鹽分、多樣礦物質成分，不會對頭髮與肌膚帶來壞處。海水浴或許就是終極的鹽水洗頭吧。

最大的難關！鹽水洗頭一個月後的皮脂與頭皮屑問題

深深期待鹽的效果，開始鹽水洗頭經過一個月左右。

頭髮變得十分彈韌，髮根也相當挺立。

額頭好像可以摸到一些還不算是毛髮的纖細胎毛。這是多麼令人欣喜的事情啊！更棒的是感覺頭髮確實接在頭皮上，我每天都會用指尖、手指確認逐漸明顯的頭髮觸感，開始對鹽水洗頭的效果抱持希望。

然而，這段時期，我遇到稍微令人困擾的事情。

跟以前相比，**頭皮屑增加了。**

還有，不時會**頭皮發癢。**

這是怎麼一回事呢？

光靠鹽水洗頭不夠嗎？我有點擔心起來了。

然而，我是頭髮的專家，應該試著用邏輯來思考。

頭皮屑，是頭皮新陳代謝剝落的老舊角質。

頭皮發癢，原因多是頭皮受到異物刺激、發炎。換句話說，出現頭皮屑，頭皮多半也會跟著發癢。

當時，我觀察自己的頭皮與毛孔，發現完全沒有厚厚的皮脂附著，**紅潤的頭皮變得稍微帶點白色**。跟以前相比，感覺**頭皮有些乾燥**。

我根據過去所學的知識、頭髮的相關資料，判斷這是**「頭皮變健康的證據」**。

鹽水洗頭的洗淨力，沒有一般合成洗髮精中的界面活性劑來得強烈。鹽水洗頭會適當殘留角質與皮脂，詳細內容留到後面再討論。然而，因為頭皮已習慣洗髮精中界面活性劑的洗淨力，所以仍舊會過剩分泌皮脂。我認為這就是頭皮屑、頭皮癢的原因。

於是，我開始留心洗髮之前，要先用梳子仔細梳頭，刻意梳掉頭皮上的老舊角質＝頭皮屑。

換句話說，鹽水洗頭後，頭皮的反應機制，大致可以這樣解釋。

1 過去都是使用合成洗髮精，過度清洗，洗掉皮脂，雖然頭髮和頭皮看起來洗的很乾淨，實際上，皮脂去除後，為了補充皮脂，皮脂腺反而變肥大，又要更頻繁洗頭，造成惡性循環。

2 沒有經過緩衝，突然停用合成洗髮精，由於皮脂仍維持過去的分泌量，因此會出現頭皮屑增加、頭皮發癢的情況（雖然令人困擾，但卻是頭皮恢復健康必經的過程）。

3 洗髮前先輕輕梳頭，梳掉多餘的皮脂、角質，再以鹽水洗頭，重新恢復皮脂的平衡（這是讓頭皮變健康的作業）。

4 皮脂分泌量逐漸恢復正常（這是好事），頭皮變得不再油膩，也沒有搔癢感。

用鹽水洗頭髮，為了確實洗淨頭皮上老舊的角質，會需要按摩稍微久一些。

凡事有因必有果。

照這個說法，只要排除原因就能避免結果發生。

刻意梳理與按摩頭皮數天後，為頭皮屑、頭皮癢所困擾的情況愈來愈少，頭皮逐漸恢復正常。先是頭皮屑減少，接著發癢症狀也跟著消失。

此時，我才真正放心下來。

我自二〇一五年開始「鹽水洗頭」，就再也沒有碰過合成洗髮精了。現在回想起來，這個出現頭皮屑的時期（剛開始戒除洗髮精的時期），是過程中最大的難關。因為總會擔心工作的時候，肩上掉落頭皮屑，服裝儀容被判定不及格，或被客人、同事白眼。只有這個時期，我掙扎是否要改回用洗髮精洗頭。

不過，還好自己堅持下來了。

接下來，我就遇到打從內心認為還好當時沒有放棄的事情。

（作者註）根據其他提倡停用洗髮精（poo-free）的書籍，有些人可能因為皮脂分泌量的改變出現發癢症狀，但經過一個月，讓頭皮的皮脂分泌量恢復正常之後，發癢情況幾乎就會平息下來。關於這個部分，會在後面詳細說明。

四個月後的感動……頭髮真的長出來了！

不用任何洗髮精，只用鹽水清洗頭髮，經過四個月左右。

工作中，我感受到許多從背後偷瞄的視線。

嗯？一開始還不曉得怎麼回事，但後來發現是同仁在偷看我的頭頂。

大家看到我的頭頂都感到驚訝。

不時有人脫口：「咦？」有人親切婉轉告訴我：「頭髮增加了喔！」還有朋友說道：「你開始擦藥了吧。」後來詢問才曉得，我的頭髮增加成為周遭人的話題。

然而，我自己還認為只是頭髮變得彈韌，所以看起來變多了。

頭髮稀疏的人，尤其是頭髮正在變少的人，應該都能感同身受才對，直視自己髮量稀少的部分，接受這項現實是非常困難、痛苦的事情。

我也不例外。因此，已經稍微改善的額頭髮際線還好，但我會儘量避免去看最讓掉髮人感到傷心、恐懼的頭頂，免得讓自己再一次體會，之前偶然從鏡子裡發現頭頂稀疏時的那份絕望……。

不過，感受到這麼多的視線，還有人跟我說頭髮增加了，讓我不由得開始在意頭頂的情況了。

懷著忐忑的心，用智慧手機拍攝頭頂的照片……頭髮看起來真的有增加！以前頭上那塊毛髮稀疏的圓形範圍，現在變得比較不明顯了。

然而，我是頭髮的專家。

身為專家，就必須以專業的視角來明確檢視頭髮的狀態。

我再一次仔細觀察。確認頭髮增加了，真的增加了。

原來的頭髮變粗、變彈韌，毛孔穩固地抓住髮根。

然而，原本油光發亮的部分出現可稱為胎毛的粗髮，雖然跟其他頭髮比起來尚嫌短小，但確實可愛地長出來了。

在自己頭上發現新長出的頭髮，那份感動，我不曉得該怎麼形容。

怎麼辦？

我以前認為人在真正高興時，應該會想要擺出勝利的姿勢。

但實際上沒有這回事。

當自己一直以來的願望終於實現，人反而會說不出話來。因為缺乏現實感，不敢相信眼前的現實。

看到智慧手機中的頭頂、鏡子中長出胎毛的頭頂，我的反應是想要詢問周遭人：這是真的嗎？騙人的吧？

我真的、真的非常驚訝。

然後，老實說，我當時有點眼眶泛淚。

因為頭髮稀疏，真的是我內心長久以來的自卑情結。

過去多少次遭受好奇的眼光投射？多少次被無心的話語刺傷？多少次為頭髮稀疏掉下眼淚？那真的是既悲傷又懊悔，更像個傻瓜似的，無法用言語形容自己的心境。

但是，頭髮長出來了。

原來我也會因長出頭髮而掉淚。
我從這份不可名狀的心情，體會到眼淚真正的味道。
我想要跟大家分享當時的感動，因此執筆撰述了本書。

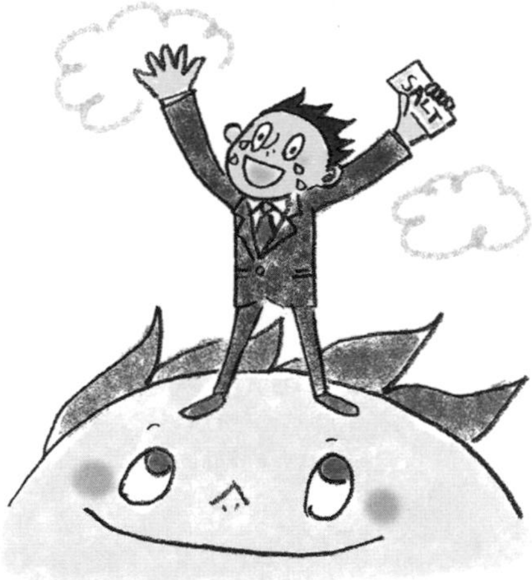

第2章

鹽是最棒的天然洗髮精

～關於鹽的育髮力～

用熱水洗頭長達八年的美女醫師

開始用鹽水洗頭，看見毛髮、頭皮慢慢變得健康，我逐漸確信鹽水洗頭的效果。

認真起來的我，找了同樣感興趣的朋友或者顧客討論，嘗試各種不同的鹽巴、按摩方法，翻閱各式各樣的育髮書籍，不斷進行研究。

研究過程中，我發現原來早就有人提倡「熱水洗頭」的洗髮、保養方式，稱為「宇津木流」。

該流派的開山始祖是宇津木龍一醫師。遵從宇津木醫師流派的人，每個人都進行熱水洗頭，不使用合成洗髮精，僅用熱水來清洗頭髮。

老實說，就連堪稱「鹽水洗頭・渡邊流」始祖的我，也感到驚訝：「咦？只用熱水沒問題嗎？」

在宇津木龍一醫師的《擺脫洗髮精，頭髮變多更健康！》和《專櫃小姐不知道的保養真相，肌斷食計畫》書中，介紹了幾則醫師等人熱水洗頭的體驗談。其中，有位女性醫師不僅將宇津木流用於毛髮、頭皮，還擴及全身、臉部的清潔，不使用合成洗髮精、肥皂、化妝品，成功實現美髮、美肌、美顏。

這位醫師的芳名是山口麻子，在東京白金區經營「白金美齡診所」。除了醫師本人之外，診所的工作人員也遵循「熱水洗頭」，而且不使用肥皂洗身體，也不使用化妝品，而是保持「素顏」。我趕緊動身前往拜訪。

雖然這樣想很奇怪，但坦白講在拜訪前，我心中浮現了：診所裡會是什麼味道呢？

一般來說，我們的日常生活充滿了香氣、氣味，有令人愉快的香味，當然也有令人厭惡的氣味。香水的香味、合成洗髮精的香味、芳香劑的香味，每個人應該曾在日常生活中聞過才對。

然而，診所裡的人完全不使用這些加工香味劑，雖然這樣想非常失禮，但我私下猜想診所裡應該散發著獨特的味道。

實際拜訪乾淨的診所後，裡面薰蒸著芳香精油，完全沒有不自然的香味。當然，診所裡也沒有不愉快的氣味。

不如說，可能是因為沒有使用人工合成香劑的關係，他們的身體、鼻子變得很敏感，馬上能夠察覺是誰上門了。

跟我當初想的完全不一樣……。

一面在意自己身體的氣味一面拜訪，山口醫師跟我分享許多饒有趣味的知識。

山口麻子醫師的脫離合成洗髮精體驗

我不化妝——永遠保持素顏

接下來以山口麻子醫師作為第一人稱講述。

我開始「素顏」生活已經過了十五年左右。在這段期間，我基本上不使用粉底，也不使用睫毛膏、眉筆，更沒有使用化妝水、乳霜等基礎化妝品。當然，盥洗時也沒有使用洗髮精、護髮乳、香皂。

這麼做的契機是，在實習醫師階段，認識到化妝品、洗髮精、護髮乳，肯定會對肌膚、毛髮、頭皮的健康帶來不好的影響。雖然化妝品、洗髮精能讓肌膚與頭髮「看起來」漂亮乾淨，但其實帶來損傷大於帶來的好處。我們的身體長期接觸化學物質，多多少少都會承受負擔。

長期使用化妝品的人，肌膚因長年的負擔而損傷，會變得排斥頂著「素顏」外出。然後，她們又使用更多化妝品，結果進一步傷害肌膚……這根本是本末倒置。

不如說，引出我們身體本來具備的力量才是真正的美麗。比起遮遮掩掩的化妝，不覺得展現肌膚原本的美麗更棒嗎？敝診所鑑於這樣的理念，於二〇〇六年開院，提倡不使用化學物質實現美麗肌膚的「素顏」生活。

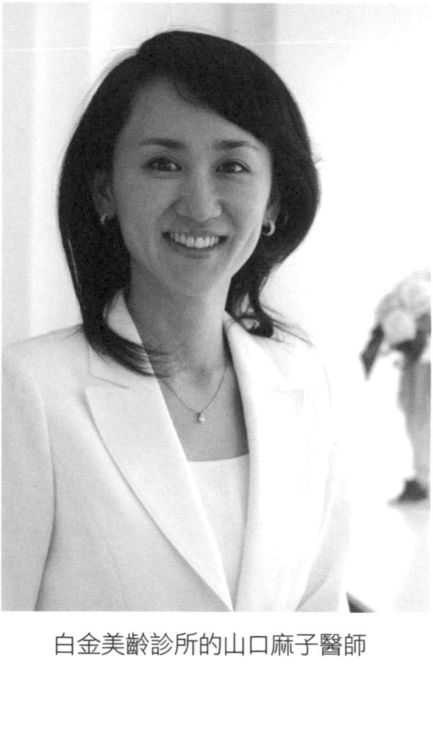

白金美齡診所的山口麻子醫師

一般的洗髮精全是化學物質——對身體當然不好

洗髮精多半都是化學物質，無論怎麼標榜天然，結果還是都有添加界面活性劑，擁有跟浴室清潔劑相當的洗淨力。界面活性劑不只會洗去肌膚的皮脂和皮脂膜，也會洗去角質層中的神經醯胺（ceramide）等保濕成分。這個神經醯胺也是保濕頭髮的成分。所以，頭髮使用洗髮精後會毛躁，讓人不得不繼續用護髮乳、潤絲精保養。

然後，因為過度洗淨自然的皮脂，造成身體需要大量分泌皮脂補充。強力的界面活性劑對身體沒有好處，不只會對毛孔深處的髮母細胞造成不好的影響，還會阻礙普通的細胞分裂。

其實，近二十年來，年輕女性的髮量也有減少的趨勢，經常聽聞男女都有頭髮沒有活力、髮量變少等問題。我個人推測，這可能跟洗髮精的影響有關。

停用洗髮精，改用「熱水洗頭」——剛開始真的很辛苦

加上受到（前面提到的）宇津木龍一醫師的影響，大約八年前我開始完全不用一般洗髮精，過著用熱水洗頭的生活。結果非常棒，頭髮既沒有散發味道也不會黏膩，我現在也沒有使用洗髮精。敝診所的醫護人員也正在實踐脫離洗髮精。

但是，最初的三個月左右真的很辛苦。

雖然在這段期間會有個人差異，但停用洗髮精後，過去被過度清洗的皮脂開始囤積，使頭皮、毛髮變得黏膩。

以我自己開始用熱水洗頭的情況來說，可能跟剛好梅雨季也有關係吧，剛開始就有出現頭皮黏膩、頭皮屑等問題，相當辛苦。當然，自己也曾想過換回洗髮精，但總算靠著熱水洗頭前仔細梳頭，勉強撐過去了。真的就是靠氣勢和毅力（笑）。

用循序漸進的方式讓頭皮適應

開始用熱水洗頭的第四個月，時序適逢入秋。此時，頭皮與毛髮的狀態突然改善，黏膩、頭皮屑的問題平息下來，自己也變得不怎麼在意了。會在這個時間點好轉，我想是因為不斷努力分泌皮脂的頭皮皮脂腺縮小的關係。秋天比較少潮濕、流汗的問題，或許是適合停用洗髮精的季節吧。

但是，過渡期非常辛苦也是不爭的事實，所以我想循序漸進減少使用洗髮精，情況可能會比較好。

起初，先減少至兩、三天使用一次洗髮精，觀看情況如何。或者，也可以改用不含合成界面活性劑的肥皂洗頭、洗淨力較弱的胺基酸洗髮精，再逐漸減少轉為鹽水洗頭。在轉換過程中，請勿使用潤髮產品。

頭髮與身體的關係——都是「素顏」最好

頭髮在中醫醫學中被稱為「血餘」。血液剩餘的部分，也就是認為血液構成身體後，多出來的部分才形成頭髮。

就西洋醫學的觀點來看，頭髮是身體細胞分裂的最後部分。比如有些醫師會調查頭髮來進行身體檢查，頭髮能夠反映該人的身體健康狀態。所以，總歸來說，保持身體健康是擁有健康頭髮的第一步。

然後，因為頭髮沒有血液流過，所以一切都要看頭皮情況，健康的頭髮來自健康的頭皮。雖然生髮機制還有許多不明確的地方，但至少我們知道，想要長出健康的頭髮，必須維持頭皮、毛孔、髮母細胞的健康。組織擁有再生能力，頭髮才能正常生長。

就這層意義來說，我認為不要使用合成洗髮精比較好，大力推薦用熱水洗頭，或者使用天然鹽的鹽水洗頭。頭髮也是「素顏」最棒。

過度清潔皮脂會傷害頭皮

合成洗髮精＝界面活性劑

拿起市面上常見的合成洗髮精，稍微看一下成分標示吧。

總之，洗髮精添加了許多化學物質。然後，日本法律規定化妝品必須標示所有成分。

然而，其安全性、配方的好壞，即便是日本厚生勞動省也沒辦法掛保證。在日本，只要向日本化妝品工業聯合會登記申請，便可基於製造商的責任，在裡頭添加大部分的物質。不過，根據製造物責任法，由於製造化妝品的缺失，導致消費者受害的情況，製造業者必須負起相關責任。

單以毛髮、頭皮的構造來看，很難說所有添加的化學物質都不會造成頭髮稀疏，對頭髮「絕對地」「安全」。

然後，對為頭髮稀疏所苦的我們而言，最大的問題在於合成洗髮精的洗淨力，基本上來自界面活性劑。

界面活性劑會使頭皮變薄、變硬，增加皮脂的分泌，**讓生長頭髮的土壤變得貧瘠。**

頭皮的「屏障機能」遭受破壞

頭皮擁有屏障機能，能鎖住頭皮的水分、防止水分蒸發使頭皮乾燥，而界面活性劑會破壞這個屏障機能，阻礙頭皮正常新陳代謝。

以專業術語來講，頭皮的屏障機能來自主要成分為蛋白質的角層細胞，與填埋其間的細胞間脂質。

這些物質厚厚堆積起來，如同牆壁守護頭皮的屏障機能。合成洗髮精中大量的界面活性劑，則會以強力的洗淨力不斷消滅這個屏障。

結果，頭皮乾燥沒辦法保濕，無法進行健全的細胞分裂。然後，頭皮變得貧瘠，維持頭髮生長的環境遭到破壞。

一旦屏障機能遭到破壞，健康的皮膚需要三至四天才能恢復。換句話說，**使用一次合成洗髮精，需要經過數天的時間，頭皮才能恢復正常細胞分裂的環境。**不斷反覆這個破壞、恢復的過程，對頭皮的健康多麼糟糕，我想各位應該能夠馬上理解。

更糟糕的是，比如「早晚都洗頭」，一天使用超過兩次合成洗髮精，頭皮的屏障機能會更難恢復。

為什麼合成洗髮精會造成頭髮稀疏

1. 界面活性劑強行帶走皮脂與角質（過度清洗）。

2. 頭皮努力分泌被洗去的皮脂與角質，使皮脂腺肥大。

3. 皮脂與角質分泌過剩，造成頭皮的新陳代謝停滯，同時阻礙頭髮正常發育。

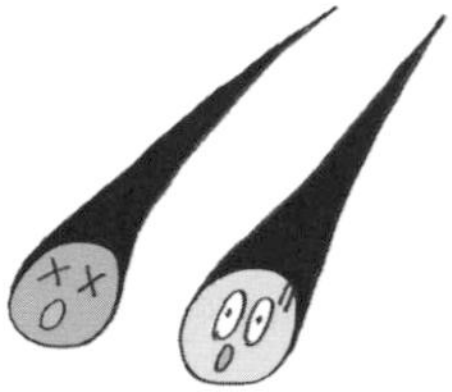

為什麼鹽水洗頭會增加頭髮

1. 鹽水洗頭是以自然且乾淨的程度洗去皮脂與角質。

2. 鹽的礦物質、酵素成分對髮根有益，自然的皮脂量能夠守護肌膚、頭髮。

3. 頭皮的皮脂腺恢復正常，新陳代謝復甦，頭髮發育變得健全。

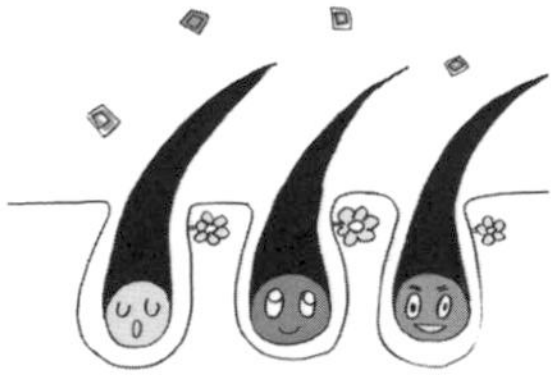

妨礙皮脂的正常分泌

再來，**頭髮稀疏的人，頭皮的皮脂分泌大多異常活躍。**

頭髮稀疏（如同前章所述，其實因果應該相反過來），皮脂會分泌得比以前多很多，讓頭皮變得非常油亮。嚴重的時候，甚至油到像是頭髮在皮脂中游泳。為了避免繼續油下去，只好再用洗髮精洗好幾次……這就是頭髮稀疏與皮脂的惡性循環。然後，不可思議的是，或許頭皮的油光讓毛髮像是飄起，使頭皮看起來更明顯，頭髮看起來變得更少。

換句話說，使用合成洗髮精清洗頭皮、毛髮，頭皮不但不會恢復正常狀態，反而還會惡化。當然，剛洗完後皮脂量還沒問題，但沒過多久就會分泌過剩，看起來愈發油亮。日積月累下來，頭皮會變成無論怎麼洗，都會馬上變油。

我們將這個定義為，**界面活性劑過度清洗皮脂的問題。**

我們甚至推測，不斷增加界面活性劑的用量，可能正是頭髮稀疏的主要原因之一。

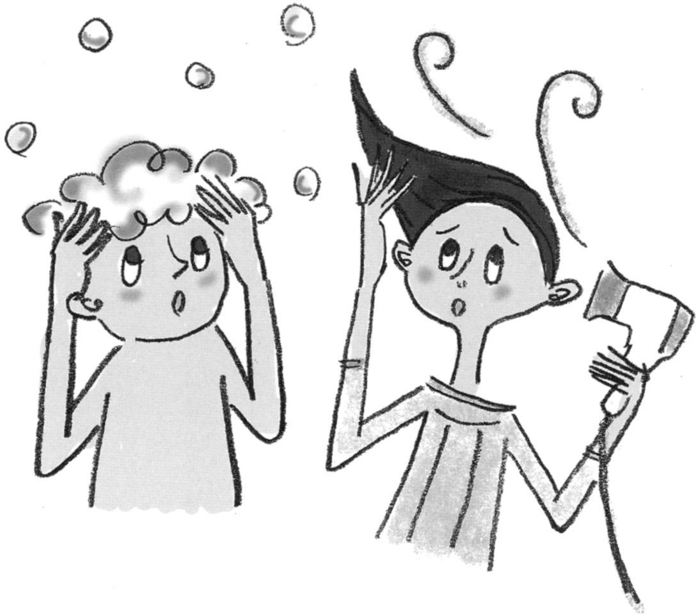

合成洗髮精的主要成分跟廚房清潔劑相同

界面活性劑是什麼？

簡單來說，界面活性劑就是廚房洗碗精的主要成分。溶解水與油的分界，讓油容易洗去。當然，就洗去難溶於水的油污來說，這是非常有效的成分。在洗碗時使用洗碗精，能夠簡單用水洗去油污。

然而，考量到這個強力洗淨力對人體會造成什麼影響，就不得不稍微抱持疑問了。

用單純洗去黏膩油污的強力洗劑來洗頭髮，真的沒有問題嗎？

將皮脂跟油污一樣全部洗去，真的沒問題嗎？

就一般感覺來說，如果要人每天用廚房洗碗精來洗頭，大部分的人多少會感到抵抗吧。

但是，實際上，合成洗髮精與廚房洗碗精主要成分幾乎相同。

自從用鹽水洗頭，發生一件讓我有點印象深刻的事情。

用鹽清洗頭髮，嘴巴會覺得鹹鹹的。換句話說，洗頭用的鹽會從頭頂跟水一起流進嘴巴裡。這讓我想起來，之前使用添加營養劑的洗髮精時，嘴裡有感受到化妝水或刮鬍水的味道。當然，洗髮時不會有人刻意張開嘴巴，但或許在我們不知情的情況下，洗髮精也流進身體裡面了。過去好幾十年都是用合成洗髮精洗頭，讓人不由得憂心我們的嘴中、身體中已經跑進多少洗髮精。

當然，並不只有從嘴巴而已，有害物質會經皮吸收，因此頭皮、身上的毛孔都會成為途徑之一。

我們的頭皮、毛髮不是碗盤，不會像用完餐的碗盤一樣，每天都沾黏強力的油污。如果僅是洗去污垢還好，但我們身上的毛孔構造會吸收各種物質。我們的身體是活著的，會從吸收進來的物質中，將必要的東西轉為生存所需的養分、能量；將不必要、有害的物質透過肝臟或者腎臟排出。

有研究指出，經由毛孔吸收強力的界面活性劑、化學物質，會增加肝臟、腎臟的負擔。

合成洗髮精與頭髮稀疏的關係——毛孔發炎

合成洗髮精中的界面活性劑，會經由毛孔入侵引起發炎症狀。

長年重覆使用合成洗髮精、而頭髮稀疏的人，仔細觀察他們的毛孔常會發現，毛孔好像擴得比較大，毛孔與頭髮之間的連結變得鬆脫，這可能跟皮脂分泌過剩，以及界面活性劑造成的發炎症狀有關。

根據宇津木龍一醫師的研究，更恐怖的是，界面活性劑會對**髮根幹細胞**造成損傷，**對生成頭髮的根幹部分帶來不好的影響。**這個反應稱為**細胞毒性**。

髮根幹細胞是製造髮母細胞、毛球，如同其名是生成頭髮的「根」部分。雖然帶有髮母細胞的毛球位於頭皮下3～4毫米處，但髮根幹細胞僅位於頭皮下1～2毫米處，合成洗髮精能夠輕易到達。

如果每天使用合成洗髮精清洗頭髮，我們生成頭髮的頭皮機能，會因界面活性劑反覆受到破壞。

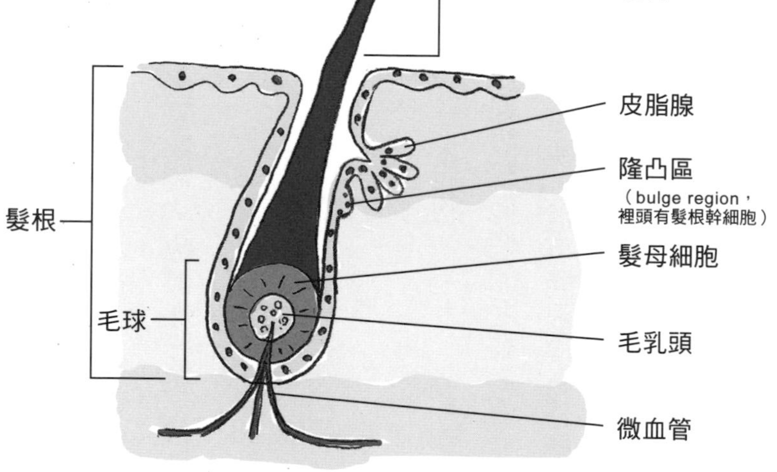

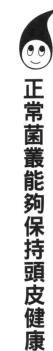

正常菌叢能夠保持頭皮健康

防腐劑會弱化頭皮的正常菌叢

合成洗髮精還有另一項不安的地方。

大家曾經留意市售洗髮精標示的使用期限嗎?大多數人應該都不太在意家裡合成洗髮精的使用期限。

因為洗髮精的使用期限意外地長久。

為了長時間維持品質,合成洗髮精會添加一定量的防腐劑,比如常見的對羥苯甲酸酯等。

當然,這些防腐劑也沒辦法說安全。對羥苯甲酸酯是過敏的原因之一,也被指出具有致癌性。

然後，對我們來說最大的問題是，防腐劑會弱化頭皮的正常菌叢。

在我們的頭皮裡，大量棲息著被稱為正常菌叢的細菌。

雖然說是「細菌」，但正常菌叢不是會對身體造成傷害的存在。

不如說正好相反，**多虧正常菌叢，我們的皮膚才得以維持健康。**一般來說，我們的皮膚上約有二十幾種、數百億隻正常菌棲息著，以汗水、皮脂等為食，保持我們皮膚的弱酸性，阻礙皮膚上的有害物質滋生。

合成洗髮精中的防腐劑，對正常菌叢也「有效」。防腐劑消滅正常菌叢，我們的皮膚會變得過於「乾淨」。

然而，就結果來說，因為**連清掃頭皮的細菌都消滅了**，反而有利對頭皮有害的物質滋生，發生事與願違的情況。

這說來真是諷刺。

原本是為了清潔毛髮與頭皮使用洗髮精，卻反而讓我們的頭皮變髒……這跟頭皮洗去過多皮質是類似的問題。

人體以奇蹟般的精妙與平衡，完善建立起來的健康維持系統，就這樣被合成洗髮精蠻橫地破壞了。

鹽是天然殺菌劑

那麼，鹽水洗頭的情況如何呢？

鹽至今仍在各種生活場合用來「淨化」，象徵著清淨、清潔。

在日本餐飲店門口，我們現在還可以看到盛鹽（小鹽堆），這是為了避免不好的東西進入店內。日本有習俗是參加完喪禮要往自己身上灑鹽，比較多的說法是，這樣才不會帶走死者的靈魂。

當然，就現代的觀點來看，這些可能不過是一種迷信。然而，**鹽的確有殺死不好細菌的功效。**就鹽本身擁有的殺菌力來看，這些也不完全沒有意義。我們人類從很久以前就已經知道鹽實際的殺菌效果。

鹽不僅僅只是一種象徵。

鹽的洗淨、殺菌力真的很強大，能夠洗去污垢，消滅對我們人體不好的壞菌。比如以前的人會用鹽來刷牙，聽說也會用鹽來洗衣服（現在被當作是一種生活智慧）。將食物用鹽浸泡來長期保存的鹽漬品、醃漬品，也是巧妙利用鹽的殺菌能力、滲透壓。

鹽水洗頭，是活用鹽本身擁有的能力跟人體相適性的洗淨方式。

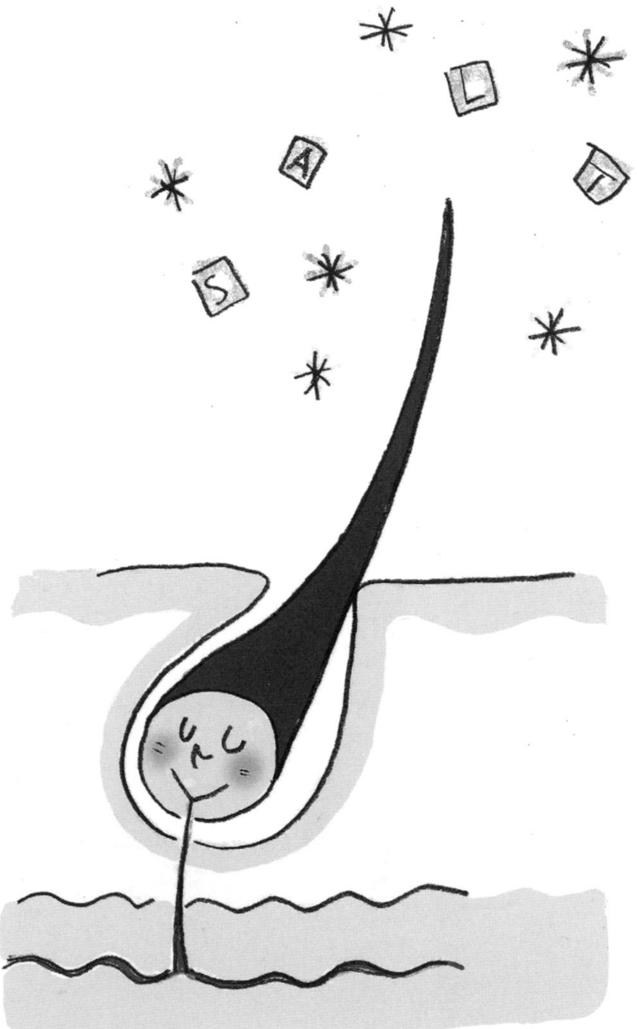
S
A
L
T

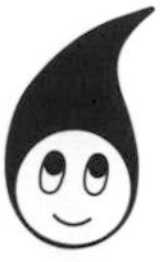

鹽是最棒的「天然」洗髮精

頭髮、毛孔中的髒污該怎麼清潔？

鹽的殺菌力、洗淨力除了清潔之外，還能讓毛髮與頭皮恢復健康的狀態。雖說帶有強力洗淨力的合成洗髮精對身體不好，但也不能放任頭皮與毛髮不乾淨。

頭皮每天都會堆積髒污。毛孔會分泌皮脂。沒有清洗放置的皮脂會氧化，轉為過氧化脂質黏著在毛孔周圍，帶有脫毛的作用。

頭髮本身也會變髒。

在日常生活中沾黏灰塵、空氣中飄浮的髒污，頭上也會流汗，還有些人會使用髮蠟。

這些髒污與皮脂的過氧化脂質混合在一起，會讓雜菌滋生、散發惡臭，阻礙健全的頭髮生長。

洗髮的目的就是洗去這些髒污，並且將頭皮整頓成能夠促進頭髮健全生長的環境。

為此，我們需要鹽水洗頭。

鹽的神奇之處——鹽與蛋白質的關係

鹽最棒的地方，在於精妙形成的天然洗淨成分，同時也是接近天然界面活性劑的物質。

鹽具有能夠溶解蛋白質的性質。這是鹽能夠取代合成洗髮精，當作「天然」洗髮精使用的理由。

比如煮糖豆，會將大豆浸泡鹽水，讓鹽分浸入大豆中，溶解裡頭的蛋白質，軟化大豆的組織。

製作魚板，也會運用鹽溶解蛋白質的能力。先藉由鹽分溶解蛋白質，讓魚肉變得柔軟，再將其搗磨成糊狀進行凝固。

有趣的是，**鹽同時具有凝固蛋白質的性質。**

比如，搓洗芋頭時可用鹽去除黏滑感。這是鹽適度地凝固黏滑成分（黏蛋白mucin），讓芋頭變得容易清洗。

換句話說，鹽同時具備溶解、凝固蛋白質兩種機能。

多虧這兩種看似矛盾的機能，**鹽才可當作近似天然、完全無害的界面活性劑。**

頭髮是由神經醯胺、角蛋白（keratin）等蛋白質構成。毛表皮（cuticle）也是蛋白質的一種。

鹽在溶解頭髮污垢、多餘脂質、蛋白質的同時，也會調整生物頭髮中的自然蛋白質，維持頭皮、毛髮的健康。

這樣大家應該能夠理解，鹽因為這兩項機能，比任何「標榜自然」的洗髮精安全，能作為「天然」的洗髮精來使用。

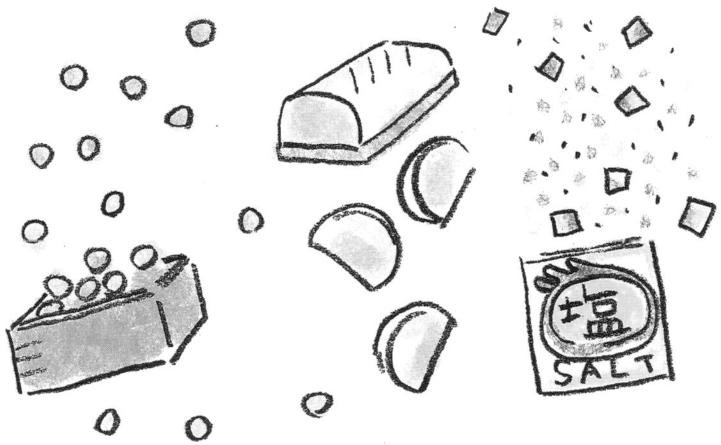

鹽水洗頭的效果①「抑制皮脂分泌過剩」

用鹽水洗頭，能讓頭皮的皮脂恢復自然狀態。

持續鹽水洗頭的人都異口同聲表示有這樣的效果。

造成掉髮的原因很多，皮脂的過剩分泌是其中的主要原因之一。

頭髮稀疏的人會因皮脂分泌過多而頭皮發亮、毛孔感覺濕漉油膩，這些應該都很容易想像吧。

一旦皮脂分泌過多，為了補充皮脂，原本運送給毛基質細胞的養分就全部跑去皮脂腺，毛基質細胞營養不良，造成毛髮變細、變不健康。而且，皮脂會使頭髮根部些微飄起，給人好像隨時都會脫落的印象（實際上，之後大多也會脫落）。

再來，皮脂帶來的油光反射，更強調了自己的頭髮稀疏（作為一位髮型設計師，這是相當嚴重的問題）。

有一種說法是，皮脂的過剩分泌跟男性荷爾蒙有關。

鹽水洗頭可以適度洗去頭皮的皮脂，消除油亮、油膩感的問題，但不會過度乾燥顯得乾巴巴（乾燥容易出現頭皮屑），讓毛髮、頭皮回歸自然適當的狀態。這是**藉由鹽的滲透力洗去毛孔中的汗水，透過鹽的洗淨力與（天然）鹽中的礦物質、酵素成分溶解皮脂。**

尤其剛開始用鹽水洗頭時，應該有人會被大量黏滑的皮脂嚇著。洗去這些污垢與之前過剩分泌的皮脂，皮脂的分泌會逐漸恢復正常，油亮、濕漉感跟著消失。

皮脂腺需要一～六個月才會恢復穩定

天然鹽的洗淨力不會像合成洗髮精的界面活性劑一樣，毫無保留地奪去皮脂。

相反地，合成洗髮精過於強力的洗淨力，會暫時完全溶解頭皮與毛孔中的皮脂。

雖然有些人會認為這樣才好，但適量的皮脂有助於守護頭皮、毛髮，我們的身體需要這樣的天然成分。然後，如同前述，**過度洗去皮脂，頭皮會不斷增加分泌皮脂來彌補**，人的身體真的很厲害。

這是合成洗髮精對頭皮健康不好的理由之一，原本是想要去除皮脂，結果卻反而增加。

尤其剛開始鹽水洗頭的初期階段，在頭皮轉為鹽洗模式穩定下來之前，可能會分泌許多皮脂。雖然這令人有些難受，但還請努力忍耐，繼續堅持鹽水洗頭。某天，你會感受到頭皮的皮脂穩定下來，回到自然適切的分泌量。

另外，皮脂分泌穩定下來所需的時間因人而異，我周遭的人大多是一個月至兩個月，但也有女性花了六個月才恢復健康的皮脂腺。

不過，儘管花費時間，**皮脂肯定都會回歸到自然的分泌量。**請試著相信鹽的力量、人體本來的自癒能力吧。

※若是皮脂分泌得實在太多，多到影響到日常生活，可使用天然肥皂洗頭暫時應急。也有人採用循序漸近的方式，在頭皮穩定下來之前，選擇每週用一次胺基酸洗髮精。

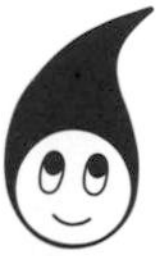

鹽水洗頭的效果②「頭髮恢復彈韌」

用鹽水洗頭，頭髮變得比較彈韌。

鹽水洗頭會讓頭髮變粗、變強韌。

持續鹽水洗頭一段時間，指尖、手指摸頭髮的觸感會有所不同，能夠確實感受到強大的育髮力、頭髮本身變得強韌。

這是多麼令人高興的事情，我想曾為頭髮稀疏所苦的人都能理解吧。

其實，**頭髮稀疏的印象深受頭髮彈韌所影響。**

從根部挺立的粗髮，會讓髮量看起來比較多。即便毛髮數量相同，軟軟貼在頭皮上、像是隨時會掉落的細髮，讓我身為髮型設計師的印象大打折扣，散發一股寂寥感。

請各位試著堅持鹽水洗頭一段時間，當頭髮變得彈韌，比起實際增加毛髮數量，給人的印象仍會大為不同。

「強韌的髮根」對我們髮量的印象有多大影響，請各位一定要實際體驗看看。

自從開始鹽水洗頭，原本以為實際看到成果，大概需要花費數個月的時間，但卻比預想中還要快，「什麼！頭髮增加了？」大家肯定會感到驚訝。

鹽水洗頭的效果③「頭髮增加」

多虧鹽水洗頭，頭髮增加了。

為什麼鹽水洗頭會讓頭髮變多、變強韌呢？

就我的觀察來說，原因有以下幾點：

①首先，因為停用合成洗髮精，**頭皮變得健康。**使用天然素材洗髮，毛髮、頭皮沒有再與任何會傷害頭皮的物質接觸。

因此，身體取回毛髮、頭皮的健康，發揮原本的生髮力，頭皮與毛髮的連結變得強固。

②第二，**頭皮的皮脂恢復適當的分泌量。**

皮脂的過剩分泌會弱化生髮能力，同時會讓頭髮本身變細。雖然過於乾燥不好，但頭髮稀疏的人大多頭皮油膩。如同前述，合成洗髮精反而會促進皮脂的分泌。

藉由鹽水洗頭讓頭皮的脂質恢復適當量（頭皮變健康），就能合宜發揮生髮力，讓每一根頭髮變得強韌。

③豎毛肌活化。豎毛肌是一種讓頭髮一根根站立起來的肌肉。

鹽中的礦物質加上洗頭時的按摩效果，鹽水洗頭可活化豎毛肌，讓頭髮更加挺立，減弱頭髮稀疏的印象。

另外，**按摩也會促進血液循環**，增加流經髮母細胞的血液，使其充分獲得營養。結果，頭髮本身變粗，變得有活力。

鹽水洗頭能夠強化頭髮本身，讓頭髮挺立，促進自然的生髮力，並且強化頭髮「確實生長的感覺」。

請各位一定要實際體驗看看鹽水洗頭的增髮效果！

第3章

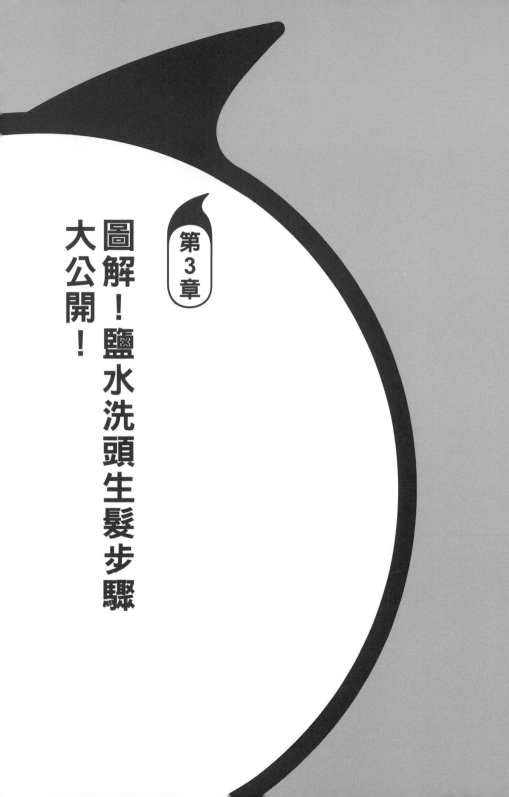

圖解！鹽水洗頭生髮步驟大公開！

實踐！鹽水洗頭

在這一章我們要來簡單介紹護育頭髮的鹽水洗頭。
搶先世界首度公開，超級有效的生髮方式！

鹽水洗頭大致分為四個步驟。
這些步驟都不難實行，任誰都能簡單開始。
僅僅只是用天然的鹽代替普通的洗髮精而已。
不過，鹽是固態的，必須溶解才能使用。同時，也要對頭皮與毛髮進行有效的按摩，引出鹽水洗頭的最大效果，以增進頭皮、毛髮的健康為目標。

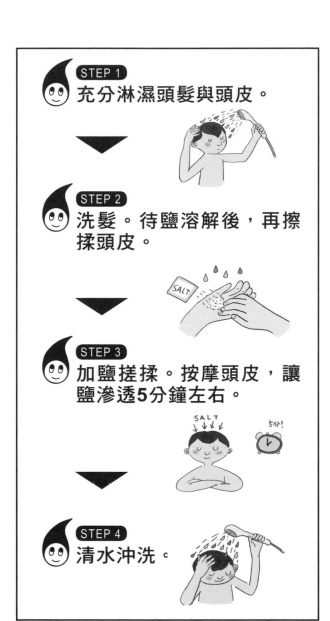

STEP 1

充分淋濕頭髮與頭皮。

STEP 2

洗髮。待鹽溶解後，再擦揉頭皮。

STEP 3

加鹽搓揉。按摩頭皮，讓鹽滲透5分鐘左右。

STEP 4

清水沖洗。

STEP 1 充分淋濕頭髮與頭皮

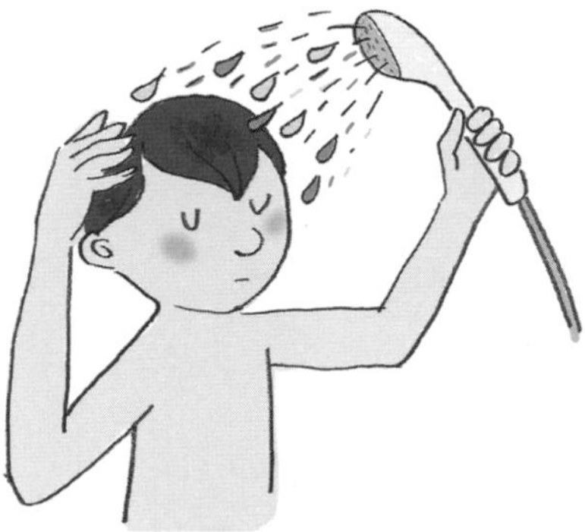

第一步，請以淋浴等方式充分淋濕頭髮與頭皮。用熱水淋濕頭髮，先將頭髮表面的灰塵、污垢沖洗掉。

熱水濕潤能夠讓表皮層的毛鱗片「打開」。毛鱗片是以鱗片狀的方式貼付在毛髮上，打開後可讓水分、養分容易滲透進去。

關於淋濕的方式，請整頭全部淋濕，淋濕到有水珠從頭髮滴落的程度。

STEP2 洗髮。待鹽溶解後，再擦揉頭皮

第二步，先用手取鹽，置於濕潤的頭髮、頭皮上，待頭髮上殘餘的水分將鹽溶解，再緩慢輕輕擦揉至髮根、頭皮。**鹽量大約一大匙。**

鹽的擦揉方式需要一些竅門，如果手勁過於強烈，可能會傷及頭皮。請用指腹沾取熱水，盡可能輕柔地按摩，讓鹽逐漸溶解。

另一種做法是，用洗臉盆裝熱水，將鹽倒入溶解，再直接澆淋在頭上。雖然這樣做比較省事，但可能需要按摩久一點的時間會比較好。

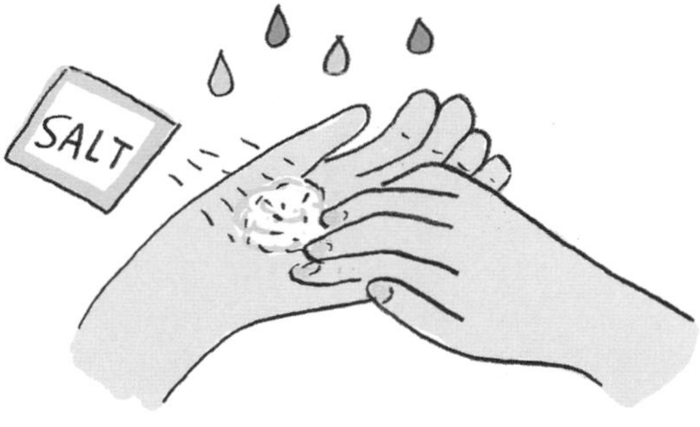

由於我是額頭和頭頂部分頭髮稀疏，所以會先由額頭朝向頭頂的方向，以讓頭髮立起來的方式將鹽擦揉至頭皮。

接著在頭頂放鹽，用指腹輕輕搓揉，讓鹽水的效果擴大到整個頭頂，直到手指不再感到有鹽的顆粒。

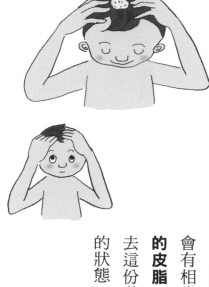

剛開始鹽水洗頭的最初階段，手指應該會有相當黏滑的感覺。**這個黏滑感來自多餘的皮脂、從毛孔跑出來的老舊廢物。**適當洗去這份黏滑，頭皮的皮脂才會逐漸恢復健康的狀態。

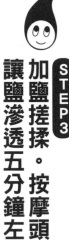

STEP3 加鹽搓揉。按摩頭皮，讓鹽滲透五分鐘左右

鹽，除了用來洗去毛髮、頭皮表面的髒污與皮脂之外，讓鹽充分滲透至肌膚、毛孔，能夠引出更棒的效果。而且，**用溶解的鹽來按摩頭皮**，還可以促進血液循環。

順便一提，我們在實驗鹽水洗頭的過程中，將第三步稱為「頭皮的加鹽搓揉」。因為就像加鹽搓洗後的小黃瓜、白蘿蔔，適當脫去水分後纖維並沒有變弱，反而增加了彈性。

如果頭皮硬到毛髮沒辦法扎根，那可就麻煩了。頭髮稀疏的人大多頭皮又薄又硬。隨著頭皮轉為健康，血液循環改善，頭皮會變得柔軟許多。

以加鹽搓揉蔬菜的感覺來按摩頭皮，當然頭皮不是蔬菜，搓法不會完全一樣，且力道必須放很輕，但反覆加鹽按摩後，頭皮確實柔軟許多，變得更清爽了。

關於實際的按摩方式，基本上，**沿著血流方向按壓即可。**

用指腹從後頸、後腦緩慢、輕柔地搓揉至頭頂。接著，再從兩耳後方，想像將血液送至頭頂的感覺，雙手指腹全部一起推揉至頭頂。

這邊需要特別注意的一點是，在按摩頭部時力道不可以過於強力搓揉。這樣可能導致血管中的斑塊剝落，對腦內

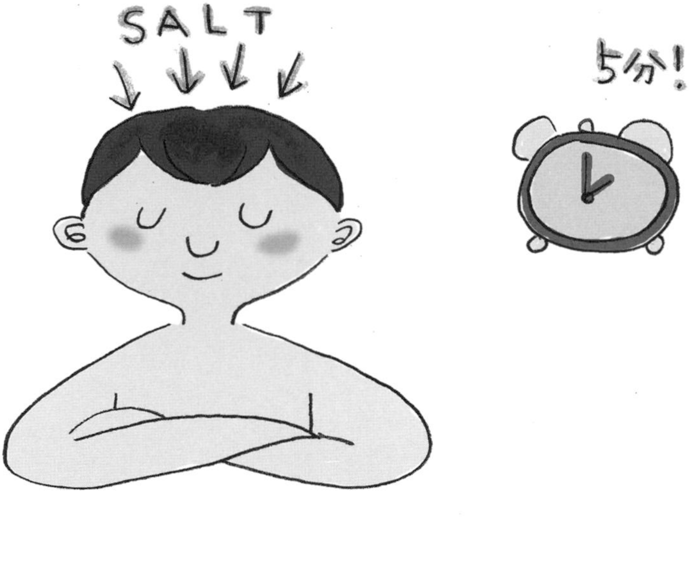

血管造成不好的影響。我們強烈建議以正常的力道，讓自己覺得舒服的程度來按摩。

按摩完畢，**待五分鐘左右，讓鹽滲透進入毛髮、頭皮。**等待期間可以進入浴缸泡個澡。此時，頭會因鹽的滲透壓感受到輕微的緊縮感。

到這個步驟，能夠完全洗去頭皮上多餘的皮脂，並讓鹽分滲透至頭皮，帶來更加確實的效果。

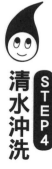

STEP4 清水沖洗

待鹽分滲透完畢，第四步，終於要用清水沖洗了。請用熱水一邊沖頭髮，一邊用手指輕柔梳理，充分洗淨毛髮、頭皮。

這邊有一點需要注意，尤其剛開始用鹽水洗頭的時候，會覺得頭髮黏滑感嚴重，普通的熱水可能沒辦法沖乾淨這些油脂。若是黏滑感嚴重到覺得不舒服，請再返回第二步，直到洗掉黏滑

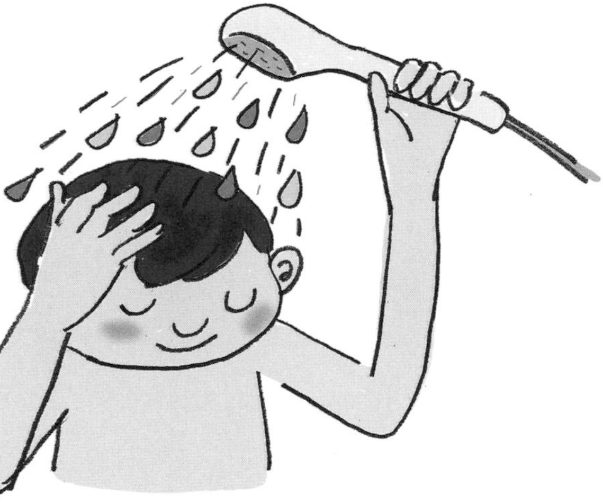

感。不過，如果僅是些微的黏滑感，以清水充分洗淨後，待頭髮乾燥就會平復下來，不需要過於在意。

藉由鹽水洗頭，逐漸讓頭皮恢復健康，各位會發現些微的黏滑會像天然的護髮乳一樣，具有讓頭髮保持光澤的作用。健康的秀髮受到適量的天然蠟質包覆，因此，鹽水洗頭不需要使用合成潤絲精、護髮乳。

適度的皮脂，才是保護頭髮最棒、最天然的護髮乳。

梳頭的重要性

洗髮前要先梳頭

梳頭能夠梳掉沾黏於毛髮與頭皮上的灰塵、髒污、頭皮屑，適度刺激毛孔、頭皮，具有促進頭皮血液循環的效果。

另外，梳頭也能讓皮脂適量附著於頭髮上，使頭髮呈現光澤。

這邊推薦**鹽水洗頭前先梳頭約2分鐘。**

尤其是停用合成洗髮精，開始鹽水洗頭的最初一個月左右，頭上因過去界面活性劑刺激而肥大的皮脂腺，仍處於過剩分泌皮脂的狀態，容易出現頭皮屑、發癢的情況。

另外，頭皮乾燥容易出現頭皮屑。在頭皮的皮脂腺修復的過程中，皮脂的分泌會有些不穩定，頭皮可能會出現乾燥的情況。在這段期間，請務必在洗髮前仔細梳頭，但嚴禁用力梳頭傷及頭皮！悉心溫柔地梳頭吧。

梳子的種類有很多種，我們推薦選用頭皮按摩梳。這種梳子能夠適度刺激頭皮，既不會傷及頭髮，也可梳掉毛孔的髒汙。梳子本身難免會髒掉，選用頭皮按摩梳，清理起來也比較容易。

用梳子確實梳掉毛髮與頭皮上的髒污、頭皮屑，適度刺激頭皮來促進血液循環吧！

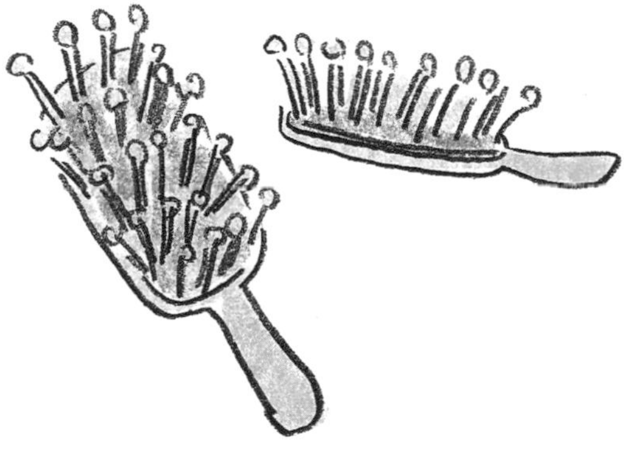

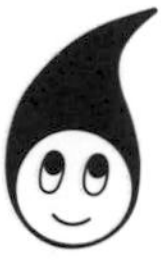

按摩非常重要！

按摩有生髮效果嗎？

頭皮按摩，在生髮方面是相當受到熱烈討論的話題之一。

雖然看法眾說紛紜，但就各種意義上來說，我們CareSalt（ケアソルト）推薦按摩育髮。作為人類自然的型態，改善血液循環不會對頭髮帶來壞處。

而鹽水洗頭，正是能夠非常有效率按摩頭皮的洗髮方式。鹽水洗頭的重點是，以指腹沾取溶解的鹽來擦揉頭皮。這個擦揉的動作能夠按摩到頭皮。

頭部的穴位

在實際的按摩過程，我想各位會慢慢注意到，後腦、頭頂存在令人舒服的「穴位」。

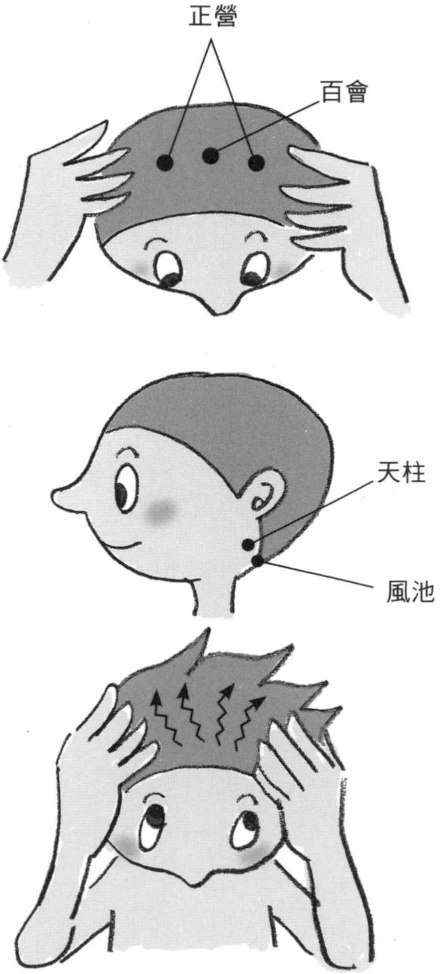

以我自身為例，在持續每天按摩的過程中，沒有刻意學習卻發現對頭髮不錯的穴位（後來才從穴位書籍確認這個「發現」是正確的），變成每天都要按壓穴位才能好好睡覺（笑）。

藉由不斷反覆按摩，會發現頭皮變得柔軟、抽筋情況減少、能夠自主活動，也實際感受到頭皮逐漸變健康以及血液循環變好（我的情況是覺得頭皮變得比較溫熱）。

我們的鹽水洗頭，在用鹽洗淨頭皮與毛髮的同時，也會以確實養育頭髮的感覺，按摩改善血液循環。

第4章

鹽水洗頭Q&A

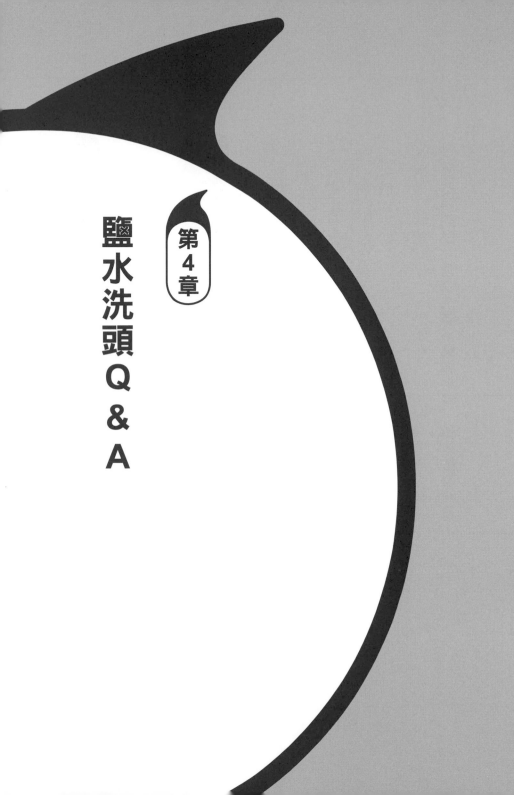

只用鹽水洗頭不會有味道嗎？

鹽水洗頭與頭皮的味道

我向周遭朋友說自己開始不用一般洗髮精，許多人都會在意味道的問題。

我自己也時有耳聞。

「頭髮不會臭嗎？」

「我有點怕會有味道……」

「流汗時我會不放心……」

對頭髮味道的擔心，是脫離合成洗髮精的最大難關。

就結論來說，鹽水洗頭不會讓毛髮、頭皮散發味道。

我已經超過三年沒有使用合成洗髮精，完全鹽水洗頭，但從來不覺得有味道。

當然，味道不是自己說了算，而是要看他人的感受。明明他人覺得不好聞，自己卻沒有注意到，這種情況雖然聽起來滑稽，但實際上可是笑不出來。而且，我是四十歲後半的中年男子，身上飄出老人味也一點不奇怪。

「若是有臭味，請老實跟我講。」於是我稍微讓人覺得糾纏不休地詢問周遭人，但並沒有人覺得有味道。

太好了！

這不是因為我比較幸運。

其實，鹽水洗頭能夠洗掉異味，是有化學原理的。

當然，鹽並沒有香氣成分，不會強力附加好聞的味道。但是，鹽水洗頭確實可洗去造成異味的原因。

毛髮、頭皮產生味道的原因

毛髮、頭皮的味道源，主要有以下三個要素：

①氧化皮脂（過氧化脂質）
②汗水、汗蒸發後滋生的雜菌
③灰塵、排放廢氣等空氣中的髒污

首先，①氧化皮脂可用普通的水、熱水沖洗乾淨。然後，鹽具有溶解蛋白質的天然作用以及酵素的效果，所以鹽水洗頭能夠洗掉皮脂與角質。

②汗水也可用熱水沖洗乾淨。而蒸發的汗水中滋生的雜菌，會被鹽具有的殺菌力確實洗去。鹽擁有「淨化」的力量。

③髒污也是同樣的道理。有些美髮師認為，只用熱水沒辦法洗淨髒污。的確，

整髮劑的髮蠟等成分屬於油脂，僅用普通的熱水難以洗去。然而，在熱水中加入鹽，就能以相當於一般洗髮精的洗淨力洗乾淨。

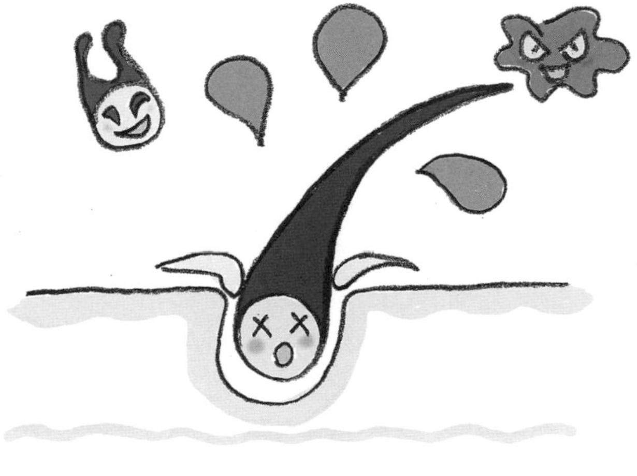

用鹽水洗頭，但希望頭髮香香的

只要持續鹽水洗頭，就算不用合成洗髮精，也不需要在意味道的問題。我們可以保證不會發生令人尷尬的情況。然而，鹽本身未含香氣成分，沒辦法像普通的合成洗髮精一樣，享受洗完頭的芬香（市面上也有使用鹽與天然香料成分，讓使用感更佳舒適的淨鹽洗髮精，比如「ケサイア（KESSIAH）」等等）。

大部分的合成洗髮精都添加了大量香料成分。鹽水洗頭沒有洗髮後的芳香，或許有些人會覺得不滿足，擔心會有味道。當然，頭髮散發好聞的香味很棒。所以，我率領的CareSalt建議，擦乾頭髮後噴灑天然的玫瑰純露（私心推薦義大利品牌聖塔瑪莉亞諾維拉Santa Maria Novella的產品）。

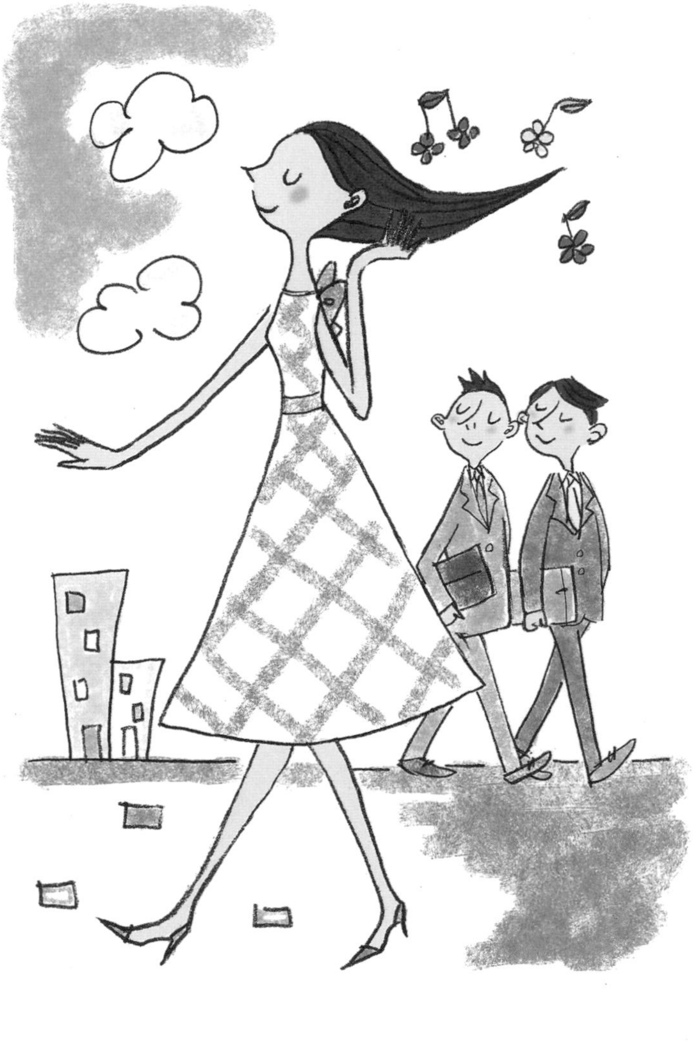

什麼樣的鹽比較好？——鹽的種類與選購方法

那麼，鹽水洗頭應該選用什麼樣的鹽呢？

當然，並不是隨便一種鹽都可以。我自己和朋友嘗試用過各式各樣的鹽，查看包裝上的成分標示，有時還混合不同的鹽，以週為單位多方嘗試新種類的鹽……過程相當辛苦。

果不其然，不同的鹽成分有著不同的「效果」。雖然這跟成分比例也有關係，不能一概而論，但以下試著舉出適合鹽水洗頭的條件。

・**不含其他添加物的天然鹽**——添加香料、著色劑、蜂蜜、香草等的鹽不適合，精製鹽也不行。

・**岩鹽不好用**——岩鹽含有太多雜質（鹽分以外的物質），而且不易溶於水，不適合用來鹽水洗頭。

・**海鹽最適合**——海鹽容易溶於水。尤其含有海水礦物質的天然鹽，非常適合用來鹽水洗頭。

・**鈉/氯化鈉、鎂、鉀的成分比例很重要**——大致上來說，鈉和鉀具有洗淨毛髮、頭皮、毛孔的性質；鎂具有軟化肌膚、頭髮的機能。尤其是鹽水洗頭初期，選擇含鉀的鹽可能會有比較明顯的效果。

滿足這些條件、最為推薦的鹽，是沖繩的天然鹽「命御庭（ぬちまーす）」。除此之外，習慣鹽水洗頭後，我認為「伯方之鹽」也很好用。這些鹽除了鹽專賣店之外，日本的大型超市、電商通路皆可輕鬆購得（台灣可到進口超市或拍賣網站購買，或參考上述條件，選購台灣自有品牌）。

還有，前面提到附加護髮機能、香味的淨鹽洗髮精・護髮凝膠「KESSIAH」（ケサイア），這邊也特別推薦給鹽水洗頭的新手。

另外，雖然這樣像是老王賣瓜，但我們CareSalt也有獨家開發、販售自有品牌的洗髮鹽「CareSalt#1」、「CareSalt#2」。

秋天到冬天是最好的開始時機

開始鹽水洗頭的時機，秋天到冬天最為合適。

不過，為了毛髮與頭皮的健康，沒有必要多猶豫，想到的當下就是良辰吉時。

雖說如此，對於停用長年習慣的合成洗髮精，好像還是很多人覺得門檻很高。詢問之後發現，大家對鹽水洗頭最大的不安，是「不用合成洗髮精真的不會有味道嗎？」

儘管說明了鹽是天然的洗淨劑，會洗去產生味道的原因，但根深蒂固的習慣還是很難改過來。

若有這些顧慮，在比較不會流汗的秋天、冬天嘗試，應該比較不會有排斥感吧。

開始鹽水洗頭，到效果顯現出來，大概需要數個月的時間。

換句話說，在秋天開始鹽水洗頭，就能期待……在新年的一開始看見新的景色。

頭皮屑、頭皮癢、有味道，有這些情況怎麼辦？

聽起來全都是好處的鹽水洗頭，真的沒有任何缺點嗎？

如同前述，在剛開始鹽水洗頭的前幾個月，的確發生了一些令我困擾的事情——頭皮屑與頭皮搔癢。

我自己藉由在「洗髮前多梳頭」，沒有多久就獲得改善，但有些人除了頭皮屑、頭皮癢之外，還出現皮脂分泌過多，頭髮變得油膩，也有少數人反應頭髮產生味道。

這是頭皮的皮脂腺修復、使皮脂分泌量恢復到原本適切量的「過渡時期」。

之前使用合成洗髮精，界面活性劑強力的洗淨力，將皮脂全部洗去，皮脂腺只好繼續分泌更多皮脂來補充，造成皮脂腺肥大。但現在為了配合自然鹽的洗淨力，皮脂分泌量需要花一段時間才能恢復正常。

所需時間有很大的個人差異，就我們的觀察來說，大多數人在一個月內就能穩定下來，有人完全沒有這個困擾，也有人花費三個月以上的時間，甚至有人耗時半年左右。

不過，請不用擔心，只要遵循適當的對策，就能將困擾降到最低。以下列舉各種問題的種類與對策。

分泌過多的皮脂最後一定會回到正常量，待頭皮穩定下來後，頭皮和毛髮就能恢復健康。請相信身體的力量，熬過這段艱難的時期吧。

頭皮屑→洗髮前仔細梳頭、按摩

頭皮屑是頭皮表面的角質層新陳代謝脫落的物質，類似頭皮重新生長出來時出現的污垢。

因合成洗髮劑剝奪水分、皮脂，而使頭皮乾燥，皮膚的細胞分裂會減緩，頭皮屑也就跟著減少。另外，強力的界面活性劑過度清潔皮脂與角質，這也是頭皮屑減少的原因。雖然乍看之下是好事，但對頭皮來說是不健康的狀態，當然對頭髮也不好。

因此，改成鹽水洗頭，頭皮會恢復適當的皮脂平衡，重新開始健全的新陳代謝。雖然這樣很好，但在調整平衡的期間，可能出現一些頭皮屑。

如果出現頭皮屑，請在洗髮前梳頭久一點，試著梳掉頭皮屑。接著，在鹽水洗頭時仔細按摩頭皮，並且沖洗乾淨。這樣做能消除大部分的頭皮屑問題。

頭皮搔癢→仔細梳頭。真的癢到受不了，使用天然肥皂洗頭暫時應急

頭皮搔癢，主要是因為皮膚受到刺激。停用合成洗髮精改為鹽水洗頭初期，在皮脂分泌量穩定下來之前，頭皮會過多分泌皮脂。皮脂接觸到空氣氧化，頭皮便會受到刺激而發癢。

這個問題亦可用梳頭來應對，用梳子梳掉分泌過多的皮脂。不過，若是皮脂分泌得實在太多，實在癢得難以忍受，可少量使用洗淨力較弱的胺基酸洗髮精、或天然肥皂洗頭，以循序漸進的方式慢慢轉換，讓頭皮適應。畢竟，如果為了生髮而感到壓力，反而會對頭髮造成不好的影響。

雖然胺基酸洗髮精、肥皂裡也有界面活性劑，對我們的頭皮與皮脂還是太過強烈，但在穩定下來之前，每週使用一次左右不會有太大的問題。

黏膩→暫時忍受。實在受不了，使用天然肥皂洗頭暫時應急

頭皮、毛髮黏膩的原因跟發癢相同，都是由於皮脂腺還沒調整過來，仍然分泌過量皮脂。

這個問題就只能暫時忍耐。皮脂可能會使頭髮黏在一起，但大約兩個禮拜，最長約一個月就能逐漸穩定。

不過，如果黏得很難受，那也沒辦法，可偶爾使用天然肥皂等來洗頭，但請記得確實沖洗乾淨。

味道→噴灑玫瑰純露或者增加鹽水洗頭的次數

開始鹽水洗頭，因為沒有合成洗髮精的香料，有些人可能會在意頭髮會有異味。造成頭皮產生異味的原因，基本上在鹽水洗頭的過程中都會被洗去，通常不需要擔心。

然而，即便如此還是想要頭髮芳香的人，如同前述，建議在頭髮上噴灑玫瑰純露（一種用水蒸氣蒸餾玫瑰花的天然化妝水，具有保濕力與芳香）。這樣既不會傷害頭髮，在不會大量流汗的一般生活上，也能夠一整天保持自然芳香。

另一方面，在鹽水洗頭的過渡期，可能因皮脂分泌過多而產生味道。這只是暫時性的情況，可以增加鹽水洗頭的次數來應對。

頭髮分叉、毛躁怎麼辦？

頭髮分叉→試著減少鹽量、使用檸檬酸

鹽水洗頭後，尤其是一開始，可能出現頭髮分叉的情況。鹽中的硫酸鎂、硫酸鈣會讓頭髮暫時偏鹼性，溶解酸性的頭髮細胞膜複合體（保護頭髮的物質），此時弱化的頭髮就有可能出現分叉。

不過，用清水沖洗掉鹽分，頭髮即會變回中性，而且當頭髮本身恢復健康，皮脂會形成天然的蠟質包覆強化頭髮，分叉的情形就會大幅減少。

雖說如此，原本就對髮量敏感的我們，即便只是一點分叉也會感到在意。

如果無論如何都還是在意頭髮分叉，請試著減少鹽量。降低鹽分濃度，頭髮分叉的情形會減少許多。

另外，在鹽水洗頭的最後階段，建議可將檸檬酸溶於熱水來塗抹頭髮。檸檬酸為弱酸性，能夠一口氣中和頭髮的PH值，減少頭髮分叉的情形，但請記得，使用後要再用清水將鹽和檸檬酸都沖洗乾淨。

頭髮毛躁→仔細沖洗乾淨、使用檸檬酸、塗抹凡士林

撐過過渡期的頭髮黏膩感之後，頭髮毛躁可能會變得明顯。這跟頭髮分叉的問題類似，都是因為鹽的成分透過滲透壓進入深處，吸走弱化頭髮中的水分。然而，當皮脂適切附著於頭髮，經過一段時間後，情況就會有所好轉。

這個問題大多是鹽分沖洗不乾淨的關係，所以鹽水洗頭後，請更加仔細地用清水沖洗。另外，這個問題也可用檸檬酸改善，但塗抹完成一樣要仔細沖洗乾淨。

還有一個解決辦法，取少於小指指尖量的凡士林，用手揉開，塗抹於頭髮上。

頭髮以外的部位也能用鹽嗎？

那麼，對頭髮有效的鹽，也可以使用在頭髮以外的部位嗎？答案是「可以！」如同鹽浴這一個詞，鹽水洗頭是從用鹽清洗全身延伸而來的做法。我自己也儘量用鹽清洗全身。

跟毛髮、頭皮一樣，添加合成洗劑的沐浴乳不用說，也有人因使用肥皂（其實「肥皂」可分許多種類）而肌膚變得粗糙。我想其中一個原因是，界面活性劑、肥皂的強力洗淨力過度洗去皮脂的關係。與頭皮的運作機制相同，皮脂是保護肌膚的物質，過度洗去沒有什麼好處。

因此，頭髮以外的部位也可用鹽清洗，不如說我們相當推薦。

鹽不會刺痛肌膚嗎？

若是對用鹽清洗身體感到不安，應該是擔心會不會刺痛肌膚？真的能夠洗掉髒污嗎？不會讓肌膚粗糙嗎？

首先，基本上不會有刺痛的情形。當然，如果用粗顆粒的鹽，大力刷出傷口，那當然會感到刺痛。但是，只是普通地將鹽溶入熱水中，溫柔洗淨身體，並不會有刺痛的情形發生。我們去海邊遊玩的時候，身體不會感到刺痛吧。這是同樣的道理。

真的能夠洗掉髒污嗎？關於這一點也沒有問題。如同第2章所述，鹽是天然的洗淨劑。另外，鹽含有的酵素能夠溶解脂質，除了溶於水的污垢之外，也能洗去大部分的油性髒污。然後，鹽也是天然的殺菌劑，就衛生學的角度來看也沒有問題。

再來，關於會不會讓肌膚粗糙，不如說鹽有助於改善肌膚粗糙的問題。肌膚粗糙的主要原因多為肌膚乾燥。換句話說，因乾燥失去防護作用的皮脂，而使肌膚變得敏感，接觸到「化學物質」時的排斥反應會讓肌膚變得粗糙。

因此，不會過度洗去皮脂的鹽有助於改善肌膚粗糙，理論上可以推薦給為肌膚粗糙所苦的人，但體質有很大的個人差異，而且肌膚的問題千百種，若鹽洗後出現身體不適，請立即停止使用。

可以併用其他生髮劑嗎？

為頭髮稀疏所惱的的人，包括我在內，會想嘗試各種對頭髮有益的東西吧。喝的、塗的，連可疑的產品也不放過，我已經不記得自己嘗試多少東西了。抱著死馬當活馬醫的心情，一個接著一個四處搜購，又喝又抹了各種商品。

即便開始鹽水洗頭，我也完全沒有停止這樣的行為。因為鹽水洗頭的目的，只是讓毛髮與頭皮恢復到自然的狀態。因此，如果生髮產品真的有效果，我認為跟鹽水洗頭的頭皮、皮脂正常化應該會有加乘的效果才對。

塗抹用的生髮劑多半添加了促進血液循環的成分，飲用的藥劑大多是抑制男性荷爾蒙作用。鹽水洗頭與頭皮按摩也是為了促進血液循環，就這層意義來說，天然育髮應該是能夠實現的。

總而言之，鹽水洗頭的目的是讓頭皮、毛髮恢復自然、健康的狀態，我認為不會跟其他生髮產品等相衝突。不如說，如果各位發現「這個很有效喔！」的生髮產品，請務必知會CareSalt一聲，我們會非常感激。讓我們一起奮鬥吧！

鹽的重要性──「No-poo」的時代來臨

自從開始研究頭髮稀疏與鹽的關係，我深刻感受到新的時代來臨。歐美也吹起「No-poo」（不用洗髮精，亦稱poo-free）戒除合成洗髮精的風潮，在自主意識較強的人之間，普遍認為合成洗髮精已經過時了。

其中，借用人類自古不可欠缺的鹽的力量，不由得讓人感受到某種必然性。說得稍微誇張一點，這可能是自然、人體與科技之間新關係的開始。如果頭髮稀疏是一種現代病的話……。

鹽到底對人類來說是什麼樣的存在？

鹽分被視為高血壓的原因，許多人應該抱著鹽對健康不好的印象吧。然而，如同聖經中也有提到「地上的鹽」，鹽對人類來說本來就是不可欠缺的物質。從我們還是海洋生物的時代，身體內外就已經生活在鹽分當中，又怎麼可能不藉助如此重要之物的力量。
我們期望這本書能夠幫助到為頭髮稀疏所苦惱的人們。

關於CareSalt

CareSalt（ケアソルト）是二〇一六年創立於日本的美容、健康研究集團，以筆者渡邊新為中心，集結多位美容師、髮型設計師、科學家、醫師、化妝品總監等專業人士，主要研發鹽的美容、健康商品以及方法，開發、販售相關商品。在深入研究育髮、頭皮毛髮健康的同時，除了開發容易使用、具有效果的獨家商品之外，也接受頭髮稀疏的人個別詢問育髮煩惱、髮型等相關問題。請隨時與我們諮詢。

http://www.care-salt.net

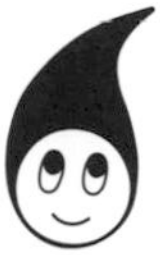

後記

有很長的一段時間，我與許多頭髮稀疏的朋友、熟人，以及多位協助者的幫忙之下，不斷摸索對頭皮毛髮最為「有效」的方法。

老實說，其中有一些方法，現在已經覺得沒有什麼效果了。

但是，在意頭髮稀疏的人應該都能理解，生髮真的就是得這麼拚命。

對這樣的我們來說，鹽水洗頭真的讓我們又驚又喜。

「頭髮好像變得彈韌了？」心裡有些懷疑，卻又忍不住用手指確認觸感，直到如今我還記得那份心情。

不斷透過鏡子、智慧手機檢視纖細的髮際線與頭頂，拍照確認粗髮一點點長出來時，那份令人無法相信的喜悅。

承認頭髮真的增加，頭部輪廓跟以前不一樣時的那份驕傲。

然後，髮量回歸正常，以前頭髮稀疏的記憶開始有些淡忘，那份令人覺得寂寞的欣喜……。

這些全部都是我親身體驗過的心情。

多位知曉鹽水洗頭的友人、熟人，陸續有人跟我分享相同的驚訝與喜悅。

鹽水洗頭，是停用阻礙頭髮健全發育的產品，運用人類自古開始打交道的物質，取回身體原本力量的方法。

現在回想起來，包含家人、親近的友人在內，周遭人肯定都認為突然埋首研究鹽的我形跡怪異吧（笑），但我自己完全不覺得哪裡奇怪，不如說甚至非常訝異，為什麼我們會忽略如此貼近生活的鹽的力量呢？

世界上愈來愈多人為頭髮稀疏苦惱，尤其是歐美人，二十幾歲掉光頭髮的人一點都不稀奇。我們CareSalt也陸續接到來自泰國、中國的諮詢。坦白說，在想到地球人頭髮的稀薄面積持續增加時，我稍微聯想到森林砍伐的問題。這可不是笑得出來的事情。

就像期望地球上的綠地增加一樣，我打從心底希望我們的頭髮增加，同時也日復一日持續用鹽按摩自己的頭。

感謝各方人士的大力協助。在最初的構想上，佐藤薰女士給予我許多指點；在鹽水洗頭的具體方法上，小磯幸惠女士、本松幸晃先生給予我貴重的建議；白金美齡診所的山口麻子醫師與醫護人員，讓我在醫療、美容的最前端獲益良多。另外，山口麻子醫師的師父——宇津木龍一醫師的「宇津木流」育髮術，也讓我得到不少啟發，在此表示感謝。皮耶路易吉・迪・彼得羅（Pierluigi Di Pietro）先生向我傳達歐美的護髮狀況；橫川浩之先生跟我分享了寶貴的感想；綾幸子女士為我畫了非常棒的插圖；扶桑社的大久保薰編輯，真的是給您添盡麻煩，讓您勞心費力了。我衷心表示感謝，謝謝您們。

期望這本書能幫助頭髮稀疏的人稍微減輕一些壓力，並且確實增加大家的頭髮以及臉上的笑容。

CareSalt代表人
渡邊 新

國家圖書館出版品預行編目資料

鹽水洗頭的生髮革命：拯救掉髮、頭髮稀疏,打造
健康頭皮 / 渡邊新著 ; 衛宮紘譯. -- 初版. --
新北市 : 世茂, 2019.09
面 ;　公分. -- (生活健康 ; B467)
ISBN 978-957-8799-89-9(平裝)
1.毛髮疾病　2.健康法
415.775　　108011076

生活健康 B467

鹽水洗頭的生髮革命：拯救掉髮、頭髮稀疏，打造健康頭皮

作　　者 / 渡邊 新
譯　　者 / 衛宮紘
主　　編 / 陳文君
責任編輯 / 李芸
封面設計 / 季曉彤
出 版 者 / 世茂出版有限公司
地　　址 / (231)新北市新店區民生路19號5樓
電　　話 / (02)2218-3277
傳　　真 / (02)2218-3239（訂書專線）、(02)2218-7539
劃撥帳號 / 19911841
戶　　名 / 世茂出版有限公司
單次郵購總金額未滿500元（含），請加80元掛號費
世茂官網 / www.coolbooks.com.tw
排版製版 / 辰皓國際出版製作有限公司
印　　刷 / 世和彩色印刷股份有限公司
初版一刷 / 2019年9月
四刷 / 2024年4月

ＩＳＢＮ / 978-957-8799-89-9
定　　價 / 280元